脱・自律神経難民!!
あなたに100%向き合ってくれる本

“何度も読み返したくなる” 自律神経のバイブル！

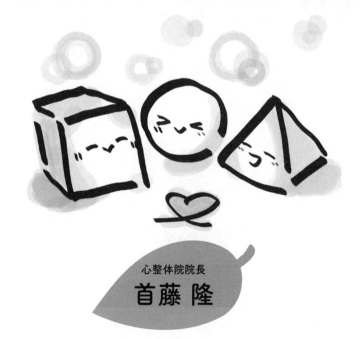

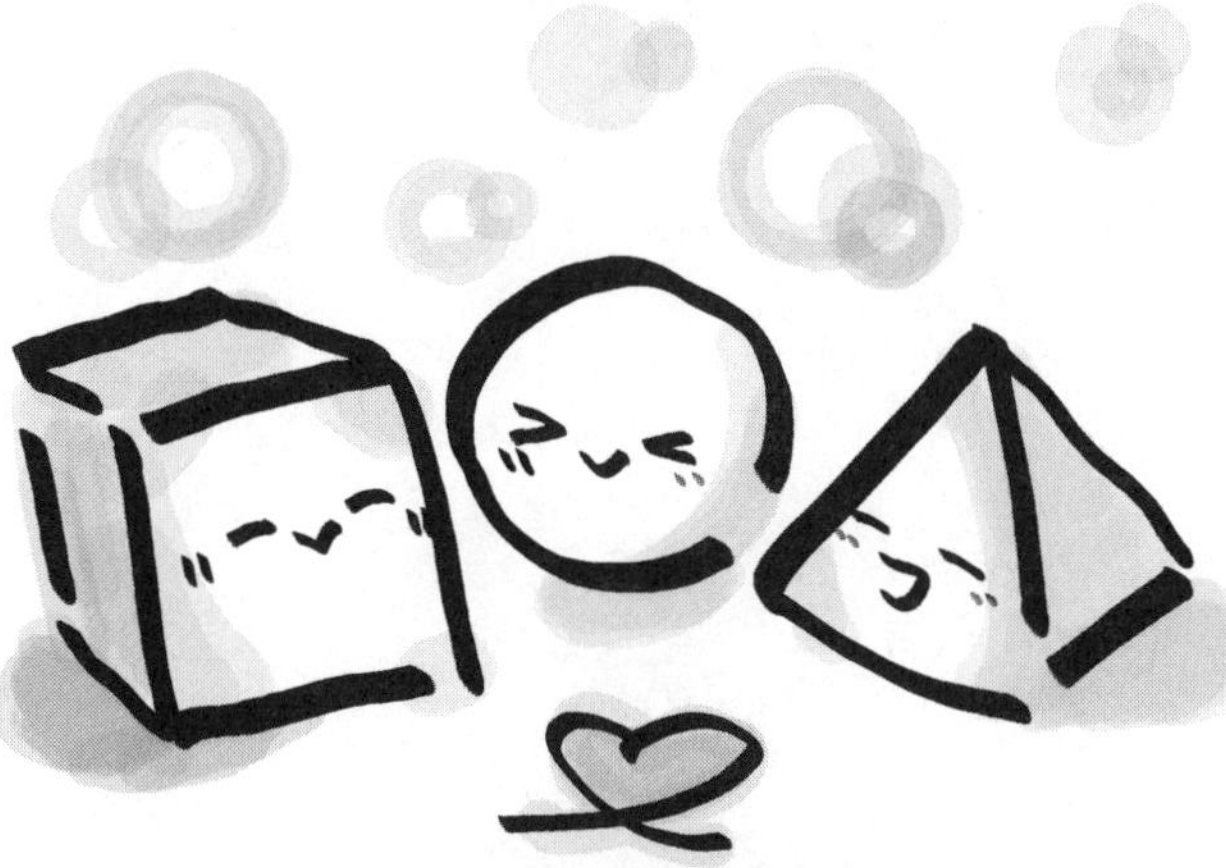

心整体院院長
首藤 隆

はじめに

○私の治療は電話口から始まります！

電話は患者さんと私とのファーストインプレッション（第一印象）が決まる最も大事な時間です。


ほとんどの先生は、問い合わせの電話を単なる「受診の受付」と捉えています。

なぜ、この大事な時間を無駄に…

つまり、患者さんとの最初の出会いであり、患者さんの心をしっかりとつかむ最大のチャンスであるこの〝タイミング〟と〝貴重な時間〟をなぜ、無駄にしているのか？とても残念で仕方ありません。


患者さんは、心や体の不調を抱えながら、「自分に合う治療をしてくれるだろうか、どんな先生だろうか」と不安を感じながらも、〝何とかしたい一心〟で問い合わせの電話をしてきます。

問い合わせの電話をすることはかなり勇気のいる行動です。

私は患者さんに聞いたことがあります。

「電話するときどんな気持ちでしたか?」と。

すると、「どこに行っても私のことをわかってもらえないから、この先生は少しはわかってくれるだろうか、〝親身〟に話を聞いてくれるだろうか」と言われました。

さらに、「以前、うちに電話をされたとき、どうでしたか?」とたずねると、「先生みたいにあんなに長く時間をかけて話を聞いてくれた人ははじめてです」と笑顔で答えてくれました。

電話口で先生の顔も見えない状態でも、患者さんには、これだけの〝強い印象〟が残るわけです。

電話であっても、時間をかけて話をすれば患者さんの「心からの訴え」はある程度は把握できます。

特に親身にならなければならない医療機関の方々は、問い合わせの電話を安易に考えてはいないかと心配になります。

私の経験上、問い合わせの電話は、患者さんの「心が変わるきっかけ」の8割がここにあると感じています。

あとは実際に患者さんが来院されたとき、先生の態度や雰囲気がホームページなどのイメージと〝相違〟がなければ、患者さんは安心して前向きにカウンセリングを受けてくれるはずです。

この流れがしっかりとできていれば、患者さんと先生との信頼関係がうまく築けて、早い段階での症状の改善が見られるのです。

当院では、初回の治療で症状がめざましく改善することはよくあります。

理由は、ファーストインプレッションを大事にしているからです。

逆にいうと、電話での対応が雑であったり、ホームページの内容と先生の態度や雰囲気が違ったりすると、患者さんの心や体の症状はどんな施術を行っても良い結果にはいたらないのです。

問い合わせの電話は、先生と患者さんとの信頼関係を築く絶好の機会であり、大切な体を任せるか、任せられるか、症状が改善するか否かが決まる最も大事な時間です。

ですから、患者さんの悲痛な訴えを聞くたびに、そっけない対応をしている医療従事者が多くいることに、とてもやるせない気持ちになります。

なぜ、皆さんは電話口の患者さんに、時間をかけて親身になってあげることができないのだろうかと、常々、感じています。

優先すべきは、たくさんの患者さんに来院してもらうことよりも、かかってきた1本の電話、電話の向こうの患者さんの「心からの訴え」をまずは親身に聞くことだと私は考えます。

カウンセリングは、患者さんの今の症状をつくっている「心の状態」を知るために、患者さんと一緒になって、過去をひも解く時間であり、そして改善した「一歩先の未来」を一緒にイメージする時間であるのです。

言葉では簡単ですが、実際の問診では、はじめから、自分の過去を初対面の人に話すことは心理的にかなりの抵抗があります。

したがって、私ははじめから患者さんに対して積極的に話を引き出そうとはしません。患者さんが自分から話してくれるタイミングを待ちます。

その間は、患者さんが答えやすい質問を投げかけます。

たとえば、「自分はどんな性格だと思いますか？ 人からどんな性格だと言われますか？」とか、「最近気になっていることや、昔からこだわっていることはありますか？」などを聞きます。

これらを聞くことで、患者さんの「本質的な部分」や「自律神経失調症になりやすいタイプ」かなどが読み取れます。

そして、それをどういった場面で感じられるのか、具体的なシチュエーションを思い出してもらいます。

つまり、過去のストレスを感じる具体的な場面や、ストレスの感じ方などを患者さんと一緒に探すことで、容易に患者さんが感じているストレッサー（ストレスの原因）とストレス耐性（ストレスの捉え方）がわかるのです。

私が行うカウンセリングは、患者さんから積極的に何かを聞き出そうとするのではなく、患者さんが自発的に話をしてくれるタイミングまで、じっと話に耳を傾けて待ちます。

その中で、〝私が感じる〟大事なキーワードや言葉を拾い上げて、目の前のホワイトボードに話の内容を絵や図解を入れて、時系列にストーリー化して〝治療のキーワード〟とともに書き入れていきます。

そうすることで、記憶という抽象的なものを、具体的なイメージへと変えることができ、さらにお互いに同じイメージを共有することができます。


カウンセリングとは、ただ話を聞くだけではなく、治療の前段として、患者さんとの間に「同じ意識の共通項」を見い出して、そこに治療の明確なポイントを示すことで、患者さんに「納得がいく治療のイメージ」を持ってもらうためのものです。

わかりやすくいうと、患者さんが自分の中で起きていることを理解し、どんな治療を受ければ症状が改善していくのかを、具体的にイメージしてもらうための大事な時間です。


こうすることで、はじめて患者さんが治療を「自分ごと」として客観的に捉えることができ、治療に対して前向きになれるのです。

このイメージが治療前にしっかりできることで、患者さんは治療を納得して受けることができるため、症状の改善につながりやすくなるのです。

○自律神経難民の入り口

「これまで、どんな治療を受けてきましたか？」と、問診でお聞きすると、患者さんから返ってくるいつもの答えがこちらです。

「近所のかかりつけの病院で診てもらい、検査もしてもらいましたが、特に異常はない…」

しかし、めまいや動悸、不安感など、普段とは違う症状があるため、脳の病気を心配し、脳神経外科で念のためMRIを撮ってもらったが、特に異常はない…

脳神経外科の先生には、「自律神経では？」と言われ、次は心療内科を受診したが、話は聞いてはもらえたが、特にこれといったアドバイスはもらえず、安定剤を処方されました。しかし、あまり薬には頼りたくないので…

また、別の内科も受診したところ、待ち時間が2時間近くで、問診はたったの5分しかなく、やるせない気持ちと、残念な気持ちで、この先どこへ行ったらよいのかわからず、不安な気持ちになりました…

そして、再度、ネットで〝自律神経〟で検索したら、こちらが見つかりました！

〝藁をもつかむ思いで〟こちらに伺いました！

めまいや動悸、不安感などの自律神経症状→最寄りの病院→脳神経外科（CT、MRI）→心療内科（相談、安定剤）→結果、異常なし→スッキリしない？（不安→不満→不信→

ストレス過多）

これが、患者さんが当院にたどり着くまでの〝動線〟とそのときの〝感情〟のようすです。

つまり、これが〝自律神経難民〟になる入り口です。

この一見、自然と思われるこの動線をたどることにより、患者さんは〝多大な時間やお金〟を失うのはもちろんのこと、味わう必要のない屈辱や〝多大な精神的なストレス〟にさらされるのです。

さらには、将来的に起こり得る、薬害や薬への依存などの弊害をこうむる可能性もあるわけです。

私は、日々、患者さんからこのようなお話を聞くたびに憂鬱になります。

だからこそ、せめて目の前の患者さんだけにでも、私ができる最善の手を尽くそうと強く思うのです。

本書は、自律神経難民にならないための治療院選びの手引きであり、〝薬に頼りたくない人〟への、心と体のセルフケアのガイドブックでもあります。

しかし、巷によくある〝自律神経失調症とは何か〟を伝えているお医者さんの本とは違います。

私は40代前半に自律神経失調症やパニック症などを経験しましたが、一から生活習慣や考え方を修正することで、発症前よりも体調が良くなりました。

本書は、今、「自律神経の乱れ?」と感じていて、辛い不安な思いで、日々を過ごされている人のための〝実証済みの実践本〟です。

また、「自律神経って何?」と言う人には、もしあなたが、ある日突然、自律神経が乱れて、これまでに感じたことのない不安や恐怖、ひどい体調不良になってしまったときに、慌てないための〝お守りのような本〟です。

本書を読むことで、自律神経失調症についての最低限の知識が得られ、どのような心持ちでどのように治療先を選び、どんな治療を受ければよいのかなど、治療の全体像がわかります。

さらに、あなたの心や体の中で起きていることを知ることで、あなたに合った最善の治療法がきっと見つかります。

つまり、自律神経難民にならず、遠回りをせずに「納得して正しく治す」ための考え方やそのやり方が具体的にわかります。

また、自律神経失調症への画期的な新たなアプローチである、整体（ハイブリッド整体）にできることや、誰にでも簡単にできる効果的なセルフケア、そして、実際に回復された当院の患者さんの回復事例や正しい治療院の選び方などを紹介します。

私にできることは、患者さんひとりひとりに〝親身〟になって〝寄り添うこと〟です。

そして、患者さんが自律神経失調症の治療を間違わないために、心と体を同時に整える

「ハイブリッド整体」というひとつの治療の試みを提供することです。

○治療はアプローチのための言語化、治るための意識化に尽きる

自律神経の治療は、まずは症状を「過去のものと捉えること」です。そのうえで、現状をしっかりと分析して、「未来へつながるアプローチ」を行っていくことが大切です。

さらにいうと、過去のことをネガティブに捉えず、「過去のことを未来に役立つヒント」としてポジティブに捉えることです。

つまり、この〝ポジティブな思考〟が心や体を治す材料となり、患者さんが治療を自分ごととして実践することで「真の健康」を取り戻すことができるのです。

先生については、このことをいかに患者さんにわかりやすく「言語化」するかが最も難しく、最も重要です。

患者さんについては、治療は先生や薬が行うものと捉えず、治療を「自分ごととして捉えて意識化」することがとても重要です。

これらをしっかり行うことが、自律神経の〝治療の鍵〟になります。

本書が自律神経失調症がなかなか良くならないと悩まれている人への「新たな治療法」との出会いのきっかけになれば幸いです。

目次

第2章　自律神経失調症とは何か？各症状と自律神経の関係

第3章　自律神経失調症になりやすいタイプは？ストレスに強くなる方法とは？

第4章 整体にできる〝最善〟の治療

第5章 あなたを整える場所

第6章 患者さんの症状の経過と回復事例

第7章 インタビュー

おわりに

第1章

なぜ自律神経難民は生まれるのか？

○どうして患者さんの話をじっくり聞いてくれないのか

〝自律神経難民〟になってしまう原因とは診療報酬制度によるところが大きいのです。診療報酬とは、医療保険から医療機関に支払われる治療費のことです。1点10円で、すべての医療行為について点数が決められています。病院で診察を受けた場合、5分未満の診察だと、55点（精神科継続外来支援・指導料）分が請求されます。また、5分以上30分未満であれば、330点（通院精神療法）となります。30分を超える場合は、400点（通院精神療法）となり、点数は70点（700円）しか増えません。つまり、5分以上の診察であれば、5分でも29分でも点数は変わらないので、5分で診察を終わらせて、患者さんの回転率を上げることが、病院としては経営効率がいいわけです。

効率良く患者さんを診ることは、患者さんの数が年々増加していることによる診療数のオーバーフローを解消するために必要なことではありますが…

だからといって、患者さんにとって「最も大事な問診の時間」を、極端に短くして、病院経営を効率化してよいということでは決してありません。

大前提にあるのは、患者さんの話をしっかりと聞いて、患者さんに合った治療を提供することです。

5分診療の一番の弊害は、患者さんの心や体の悩み、自分ではどうしても解決できない問題を、医者、病院がしっかりと聞けていないことで起こる「症状と治療のミスマッチ」です。

実際、私の治療院に来られる新規の患者さんは、問診の際、がっかりとした表情で、口を揃えて、「たったの5分しか話を聞いてもらえなかった」と、私に、病院で聞いてほしかった「本当の悩み」を打ち明けてくれます。

病院を訪れた患者さんに対するあるアンケート調査（『PRESIDENT』プレジデント社 2022年3月号）では、病院に対する「患者さんの不満」の第1位は、「話をあまり聞いてくれなかった」です。

このように、患者さんが、〝問診時間の短さ〟に不満を感じているのです。

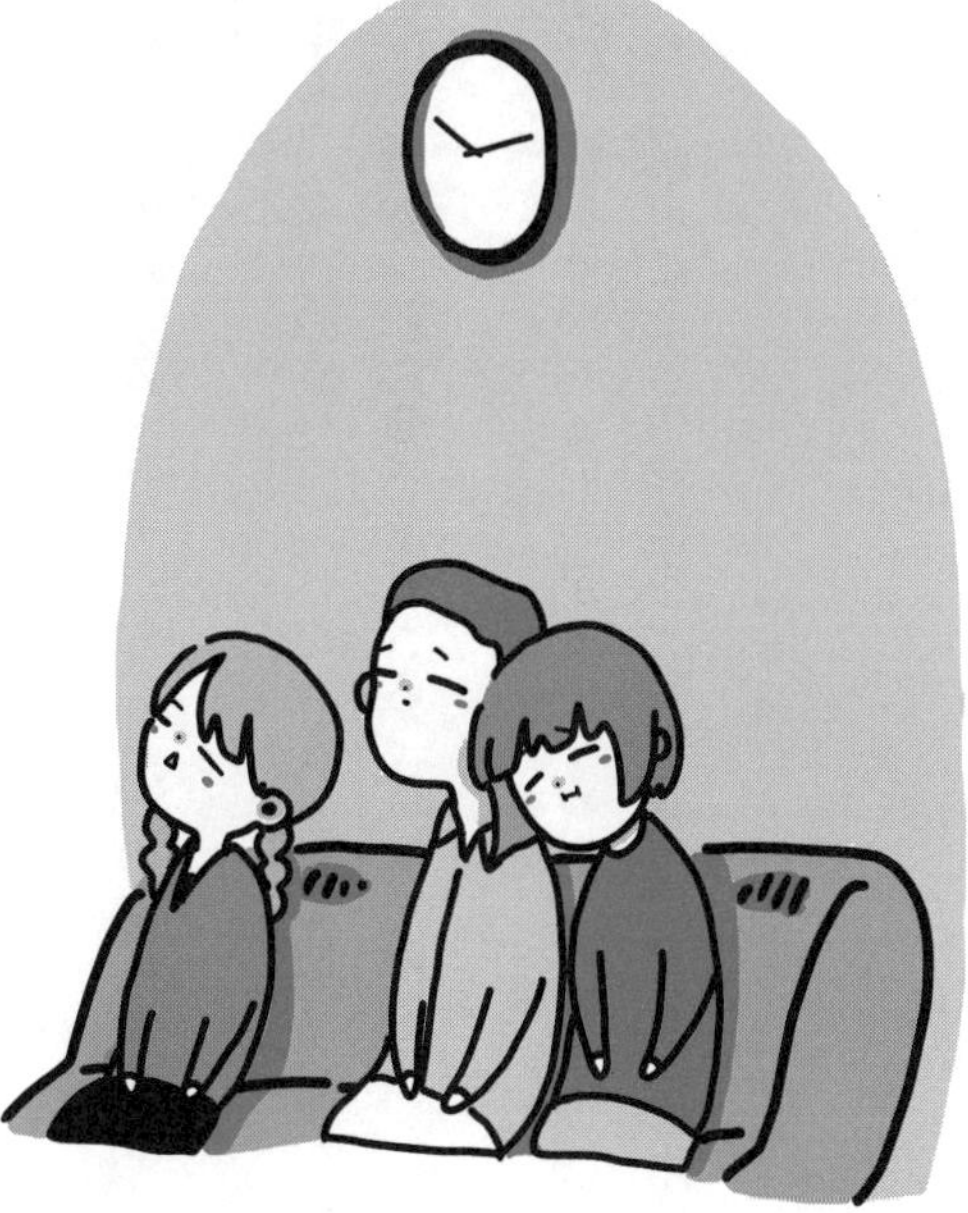

○5分診療の弊害

5分診療のさらなる弊害は、症状と治療のミスマッチから、〝症状を悪化させるリスク〟が高まることです。

症状の原因追求があやふやなままで、薬物治療を開始した場合、薬を使う必要のない患者さんは、先生に言われるがままに、処方された薬を飲まざるを得ないのです。

特に、心療内科で処方される薬は、依存性があるものが多いため、しっかりとした問診やカウンセリングが伴わないと、長期服用による依存症や、多剤服用による副作用のリスクが高まります。

診療報酬の制度による5分診療は、「制度だから仕方ない」といった〝最悪の言い訳〟が聞こえてきそうですが、このような医者や病院の意見は、なし崩し的に、自身または身内の立場を正当化しようとしているようにしか私には聞こえませんし、医療とビジネスを混同し、ビジネスの効率化を優先した〝弊害制度〟といわれざるを得ません。

さらにいうと、5分診療は、完全に患者さんの声を無視した、病院の理屈にあった悪しき習慣でしかありません。

医者がPCを打ちながら、患者さんに〝横向きで問診〟をしている姿が物語っています。この問診の光景も、患者さんにとっては、非常に不愉快に映っているようです。

診療報酬制度の弊害が、病院、脳神経外科そして心療内科へと、原因がわからず、問題が解決しないまま、症状を抱え、さまよう「自律神経難民」を生む一因となっているのです。

今の時代は、「心の時代」といわれて久しいです。モノが大量に生産され、大量に消費されて、物質的には豊かにはなりましたが、反面、人の心の豊かさは合理化、簡素化された社会に翻弄され失われつつあります。

さらに、コロナ禍において、人との触れ合いが減り、会話も制限され、心が通いにくくなっています。

だからこそ、今、最も患者さんの心や体の悩みを聞くべきは、医者であるはずです。

そして、身近にいる〝心のある〟私たちひとりひとりでもあるのです。

今、本当にやるべきことは、患者さん主体の、患者さんに寄り添う、優しい診療です。

現医療制度に求めることは、本当に治してもらいたいと願っている患者さんの「本当の悩みに耳を傾けられる診療のしくみ」をつくることです。

○最後の砦になる

私の治療院では、このような症状に苦しみ、行き先を失った人たちの〝最後の砦（とりで）〟になるために、次のことをモットーにして、日々患者さんと向き合っています。

1．しっかり悩みを聞く！

患者さんは、行き場を失って、最後の望みとして来院されるわけですから、まずしっかり正面から受け止めます。

そして、患者さんのこれまでの努力を認め、発症した経緯や原因となったことを語ってもらいます。そのためには、こちらは話を聞く姿勢と、「すべてを受け入れる心」を示すことが必要なのです。

これが、しっかりと悩みを聞くことだと思います。

2．患者さんの求めている答えを一緒に探す！

患者さんの求めている「答え」は、患者さんの中にしかありません。だから、一緒に探すのです。

最初は手探り状態ですが、目の前の患者さんを何とかして治したい！という気持ちと、これまでどういった人生を歩んで来られたのか、人生の分岐点となった出来事は何だったのか、未だに消えない心のわだかまりは何なのか、不調になる入口で何があったのかなど、とにかく、〝患者さんに興味を持つこと〟が、答えを見つけるきっかけになります。

ここをうまくいかせるには、当然、信頼関係の構築ができていないと、患者さんは大事な部分を話してはくれません。

ともに考えて、一緒に見つけ出すことが大切なのです。

3．患者さんに合った治療を提供する！

自律神経失調症は、不特定の全身におよぶ症状が特徴です。

その原因は主に〝ストレス〟や〝生活習慣〟です。

つまり、人それぞれに複数の症状があり、人それぞれに複数の原因があるため、治療には、問診やカウンセリング、検査、施術（体のゆがみの調整や脳神経のエラーの調整）など、さまざまなアプローチが必要となります。これらを適正に行うことで治療効果は高まります。

4．症状が緩和、改善するまで、最後まで面倒を見る！

当院は開業して10年以上になりますが、当初からの患者さんなどは、今も、何年も引き続き通院されています。

これらの患者さんは、症状が改善していないわけではなく、良い状態を続けるために定期的にメンテナンスとして通われている人です。

当院では、当初は治療として通われ、その後、症状が緩和、改善して、一旦卒業となります。その後はメンテナンスとして通院されている患者さんが結構います。

つまり、症状が緩和、改善しても、なお通い続けている理由は、信頼関係と治療効果が継続しているということだと考えています。

○自分で治そうとする意識が大切！

では、「自律神経難民」を生む要因は、果たして治療する側だけにあるのでしょうか。

実は、患者さん側にも問題があるかもしれないのです。


患者さんが病院や薬や医者に「依存しすぎている」場合です。

言いかえると、患者さんは自分自身の生活習慣から生じた症状に対して、「自分ごととして捉えていない」ということです。

それは、患者さんの言葉にもあらわれています。

たとえば、「先生、できるだけ早くなんとか治してください！」や「何か良い治療法はないですか？」などがそうです。

自律神経症状→最寄りの病院→脳神経外科（CT、MRI）→心療内科（相談、安定剤）→結果、異常なし→スッキリしない？（不安→不満→不信→ストレス過多）

この「負の流れ」が日常的に繰り返されているわけです。


当院に来られる患者さんのタイプは、大まかに分けて2つあります。

患者さんのタイプ

①症状が比較的軽く、心療内科を経由せず、直接当院に来られる人

性格的にはあまり深く考えないタイプです。このタイプの人は、比較的、治療を自分ごととして捉えられていて、セルフケアなど、**治るための行動をすぐに始める**方です。

②症状が重く、症状が複数あり、色々な専門病院、心療内科や精神科などを経由して来られる人

性格的にはクヨクヨ気にするタイプです。物事をネガティブに捉えがちで、こだわりが強く、**他者への依存性が強い**方です。このタイプの人は、治療を自分ごとと捉えていない人が非常に多いのです。

どちらのタイプが治りやすいかは明らかですね。

○自分ごとと捉えないと治りづらい

治療を自分ごとと捉えないと次のようなデメリットがあります。

・通院していても症状が改善しづらい！

間違った生活習慣を自ら改善することや、教わった自律神経を整えるための心や体のセルフケアを〝正しく〟行わないと、自律神経失調症の原因と考えられている「体のゆがみ」から起きる神経のエラーや、それに伴う脳内神経伝達物質の分泌バランスの乱れが起こり、心身に悪い影響を与え続けます。

やっているつもりでも実際はできていない場合もあります。患者さんの体を触れたときに以前と変化がないため、すぐにわかります。

たとえば、ストレッチや筋トレは、どこの部位に効かせるために行うかを意識することで、効果はまったく違います。

つまり、自分ごととして積極的に取り組むことで、より効果が実感ができるため、心も体も早い段階で良い状態へと変わっていくのです。

・通院する意欲がなくなる！

医者や周りのせいにする傾向があり、治らない＝この医者は治せない！と勝手に思い込んで、次の医者を探し、それを繰り返す方がいます。

これは〝ドクターショッピング〟と呼ばれていて、医療機関を次々と、あるいは同時に受診することをいいます。

・他者依存から「青い鳥症候群」になっている！

「もっと良い薬、良い治療法がきっとあるはず」と常に考えている。

青い鳥症候群とは、精神科医の清水将之氏が提唱した言葉で、幸福の「青い鳥」を求め探し続ける旅人の童話にたとえて、「もっと自分に適した治療法があるに違いない」と思い込み、指示された治療を続けることができない方です。

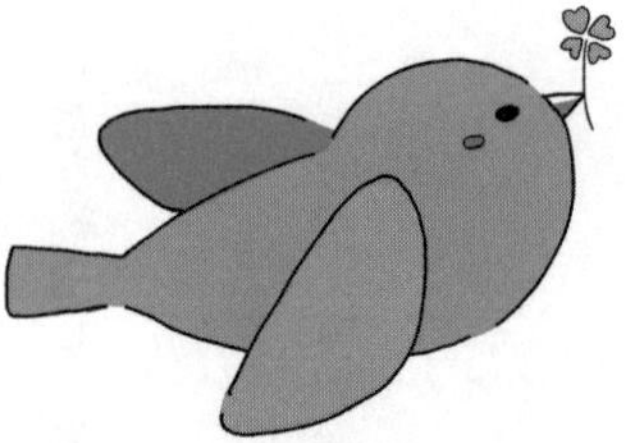

・症状を軽視し、積極的に治療を行わない！

「痛くなったら、辛くなったらまた来ます」と、継続して通院しない。

これでは、一向に症状は改善しません。

このタイプの人の最たる問題は、色々な治療先を経由することで、「もうどこへ行っても治らない」と、最終的には〝悲観的〟になってしまうことです。

治療先を経由している間に、気持ちはだんだんとネガティブになり、症状は慢性化し、半分あきらめ状態で、「治療のタイミング」を逃しているのです。

結果的に、納得のいく治療法に出会えないまま、体の辛さと、先の見えない不安で、慢性的なストレスにさらされている状態で、自分ではどうにもならない辛い心理状態に陥っているのです。

これが自律神経難民になりやすいタイプです。

○しっかりと治すためにはそれなりの時間が必要！

患者さん側の２つめの問題は、患者さんは「すぐに良くなる」と安易に考えていることです。

自律神経失調症は、脳に慢性的にストレスがかかり続けた結果、頭痛やめまい、動悸や不眠症などの症状としてあらわれているわけです。

つまり、あなたの長期にわたった悪しき生活習慣が症状として表面化したわけです。

猫背などの姿勢が悪い人は、生活習慣の際たるものです。自律神経失調症の人の多くは姿勢が悪いのです。

これは、次章でお伝えしますが、自律神経は、頭から首、そして背骨の中を通り、各臓器につながっています。ですから、体の〝屋台骨〟である首や背骨や骨盤がゆがんでいると、かなりの確率で自律神経系に影響が出るのです。

当院では、独自の「寄り添うカウンセリング」で、考え方の癖を修正し、「ハイブリッド整体」の施術で、体の重心や動き方を整えます。またその過程において、脳内では、「幸せホルモン」といわれるセロトニンなどの神経伝達物質の分泌が正常化していきます。このように、体の変化を実感できるまでにはそれなりの時間がかかるわけです。

自律神経失調症を治すということは、「姿勢や思考」も含めて、悪い習慣を良い習慣に変えることですから、それなりの時間（最低、細胞や組織や骨などが入れ替わるだけでも3ヵ月以上、年齢が上がれば半年～1年程度）がかかるのです。たとえば、猫背などの悪い姿勢を治すためには、最低でも年単位の治療が必要になります。

私自身も「万病の元」といわれる猫背を改善するために3年ほどかかりました。

ここを理解できない患者さんは、早く治りたいがために、別の病院、違う治療法と、〝青い鳥〟を探してさまようのです。

これではいつまでも症状の根本的改善、心や体の問題の解決にはいたりません。

セカンドオピニオンの考えは大事ですが、〝ドクターショッピング〟にはならないようにくれぐれも気をつけてください。

このように、「自律神経難民」が生まれる原因は、医療現場にもあり、患者さん側にもあるのです。しかし残念ながら、医療現場の問診時間の問題は、今すぐに解決できるものではありません（ただし、医療関係者の志によるところが大きいと思います）。患者さんの症状に対する受け止め方、自分ごととして治療と向き合うかは、患者さんの意識次第、自分で治そうとする意識が大切です。先生は患者さんに〝寄り添う人〟になって二人三脚で治療していくことが、改善への最も近道なのです。

自分ごととして治療に向かうためには、まずは「自分の症状をしっかり知ること」からです。

コラム　知ることから気づきへ

知ることは、無知による不安を取り除くためにとても有効です。

そして〝気づき〟は、知ることからさらにもう一歩踏み込んで、自分の中で探していたものや考え方を見つけるための「自己の成長エネルギー」となります。

治療においての気づきは、その自己の成長エネルギーが「自分で治すエネルギー」へと変わるものです。

カウンセリングにおいて、先生も患者さんもこのような「気づきの視点」を持てば、患者さんは、今の症状にいたった原因や経緯などの情報（知識）を積極的に先生に伝えられるはずです。

先生は患者さんからの情報から、治すための気づきを得て、患者さんにそれをフィードバックします。そして患者さんは先生から専門的な知識や改善のための気づきが得られるのです。

カウンセリングは、このような好循環のコミュニケーションが大切です。

特に、自律神経失調症などの心理面からの症状は、カウンセリングが〝お互いの気づきの場〟になれば、症状の飛躍的な改善が望めます。

患者さんは、カウンセリングに臨むときの心持ちとしては、「これだけのたくさんの貴重な情報を先生に伝えたから、私にあったベストな改善方法を教えてください」というくらいの積極的なスタンスがいいと思います。

先生も患者さんも一期一会の思いで、“give and take”の姿勢でカウンセリングに臨みましょう！

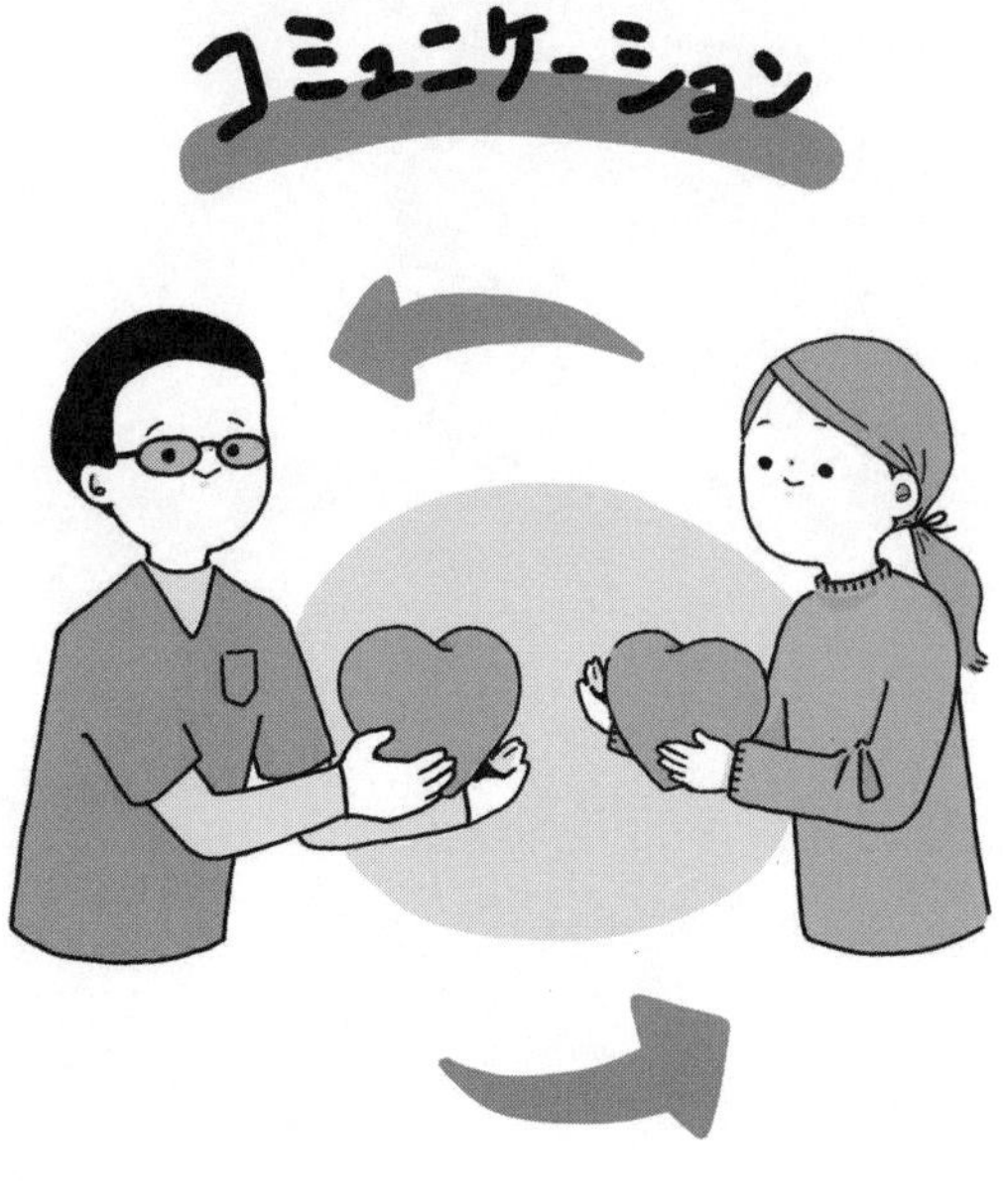

第2章

自律神経失調症とは何か？
各症状と自律神経の関係

○自律神経と脳の関係

第2章では、自律神経失調症とは何か?また各症状と自律神経の関係などについてお伝えします。

自律神経失調症と戦う（治す）ためには、まずは、戦う相手である〝自律神経の働き〟を知ることです。まずは自分の体の中で何が起きているのか、そのメカニズムを知りましょう!

私たちの体には、ホメオスタシス（生体恒常性）という環境の変化に対応し、体の機能や状態を安定させるための次の〝3つの制御システム〟が備わっています。

1. 体の働き全般を調整する自律神経系
2. ホルモン分泌をコントロールする内分泌系
3. ウイルスや細菌などの外部からの異物の侵入を防ぐ免疫系

これらは相互に機能し合っています。

その中で、脳の奥にある視床下部というところが自律神経の中枢部で、自律神経は全身をコントロールしている「司令塔」です。

脳の構造

脳の構造は、大脳、小脳、脳幹で構成されています。大脳は脳全体の８割を占めています。大脳の表面は２～５㎜の大脳皮質に覆われていて、その内側に大脳辺縁系があります。さらにその内側に視床下部があります。

大脳皮質は知性や理性、創造性など、人間たる「精神的な部分」をコントロールしています。

大脳辺縁系は、食欲、性欲、睡眠欲、喜怒哀楽などの感情や動物的な「本能の部分」をコントロールしています。

視床下部は、自律神経、内臓機能、ホルモンの分泌などをコントロールしています。

たとえば、〝怒り〟の感情がどのように体に影響するかというと、大脳辺縁系

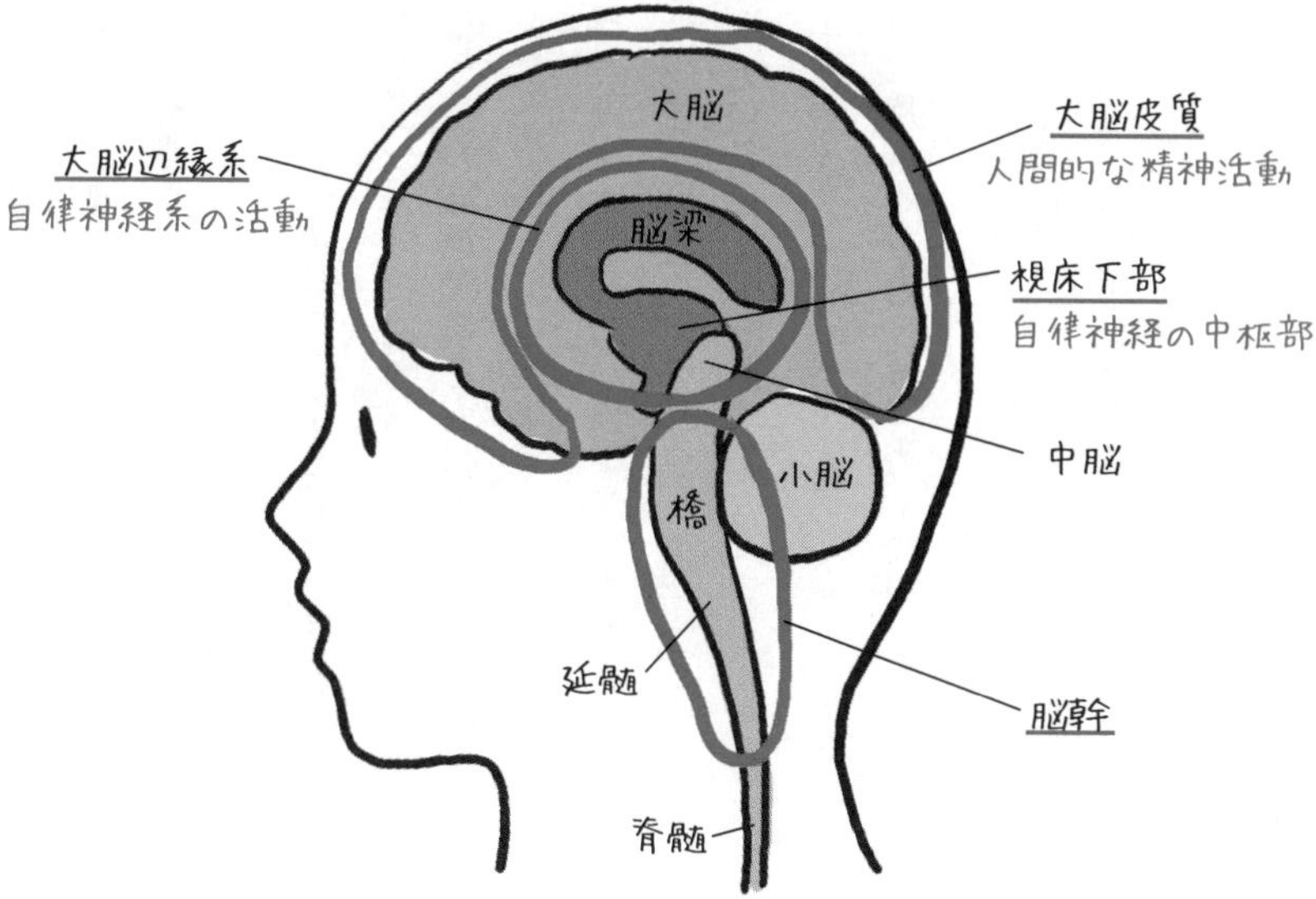

から怒りの情報が視床下部に伝わり、さらに自律神経に伝わって交感神経（活動モード）が優位に働きます。すると、心拍数が増加したり、血圧が上がったり、瞳孔が拡大したりと、怒りの情報が〝興奮状態〟として体にあらわれます。

また、視床下部（自律神経）は大脳辺縁系（本能や感情）だけではなく、大脳皮質（理性）からも影響を受けています。

そのため、ストレスによる感情の乱れや欲求が大脳辺縁系で生じると、それに対抗するかたちで、大脳皮質は感情や欲求を〝理性〟で抑えようとします。

しかし、その〝折り合い〟がつかなくなると、大脳辺縁系と大脳皮質の機能のバランスが崩れ、視床下部との情報伝達がうまくいかなくなります。

その結果、視床下部が自律神経（交感神経と副交感神経のバランス）をコントロールできなくなります。さらに、脳幹にある橋や延髄にストレスが伝わると、血圧が上昇したり、心拍数が増加して、動悸や不整脈などが起こりやすくなります。

また、副腎系については、副腎皮質ホルモンであるコルチゾール（ストレスホルモン）が分泌され、炎症反応や免疫の抑制が起こり、風邪をひきやすくなったり、ケガや病気が治りにくくなります。

ストレスが長期的になると、脳の海馬が障害を受けて、「不安障害」を引き起こし、自律神経失調症から、うつ病やパニック症、認知症、糖尿病などの発症につながりやすくなります。

このように自律神経は、脳の各器官と複雑に連携しているため、脳のエラー（ストレスによる感情の乱れによる脳の機能低下）は、心や体の不調を引き起こしやすいのです。

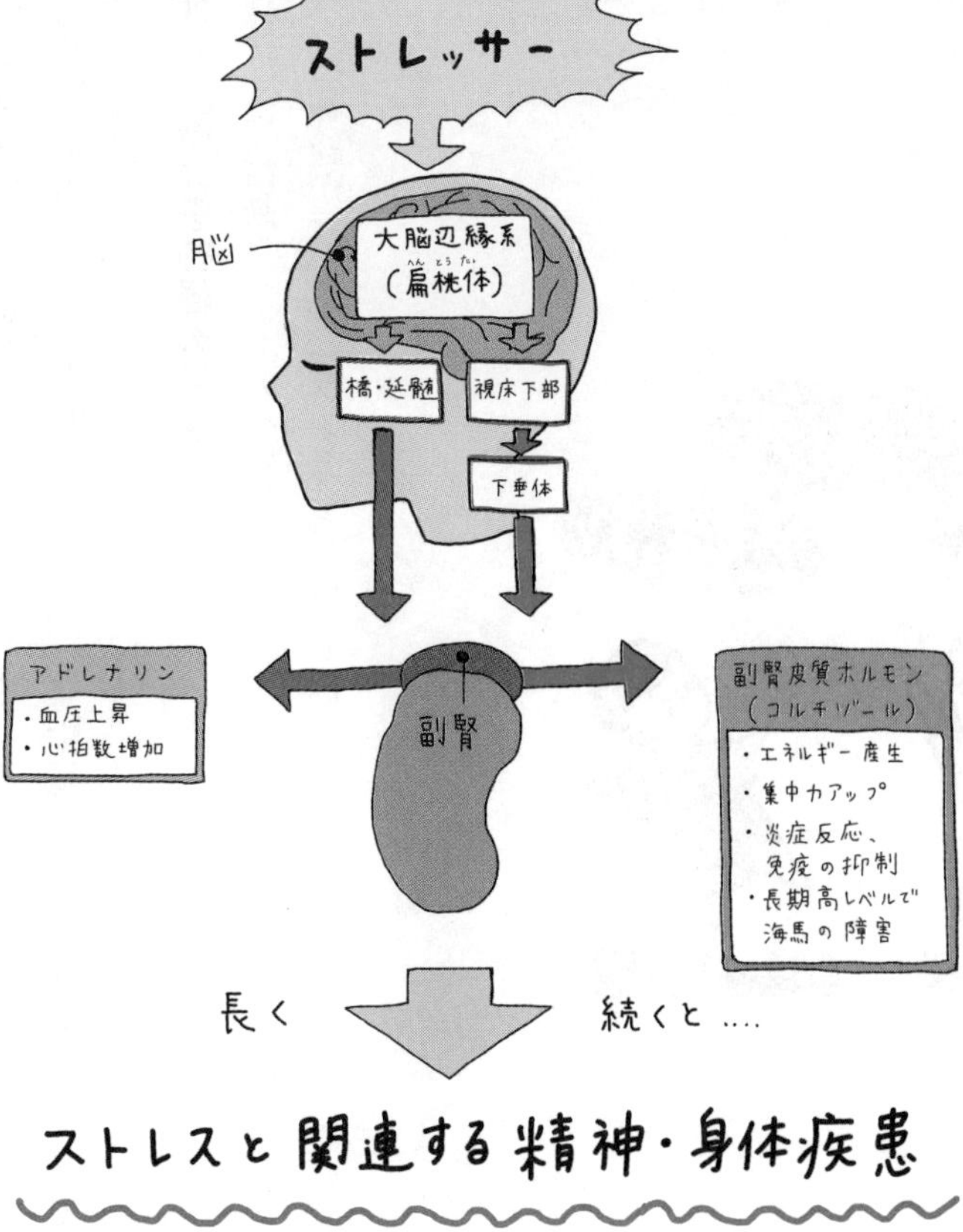

脳内の自律神経の働き

自律神経の働きは、人間の生命活動のバランスを整えるために、体温、呼吸、心拍、血液循環、消化、吸収、生殖、免疫などの機能を一定範囲内にコントロールしています。

交感神経・副交感神経の働き

自律神経には「活動モード」の交感神経と、「リラックスモード」の副交感神経があります。この2つの神経がともにバランスをとることで、不調を感じない心と体をつくっているのです。

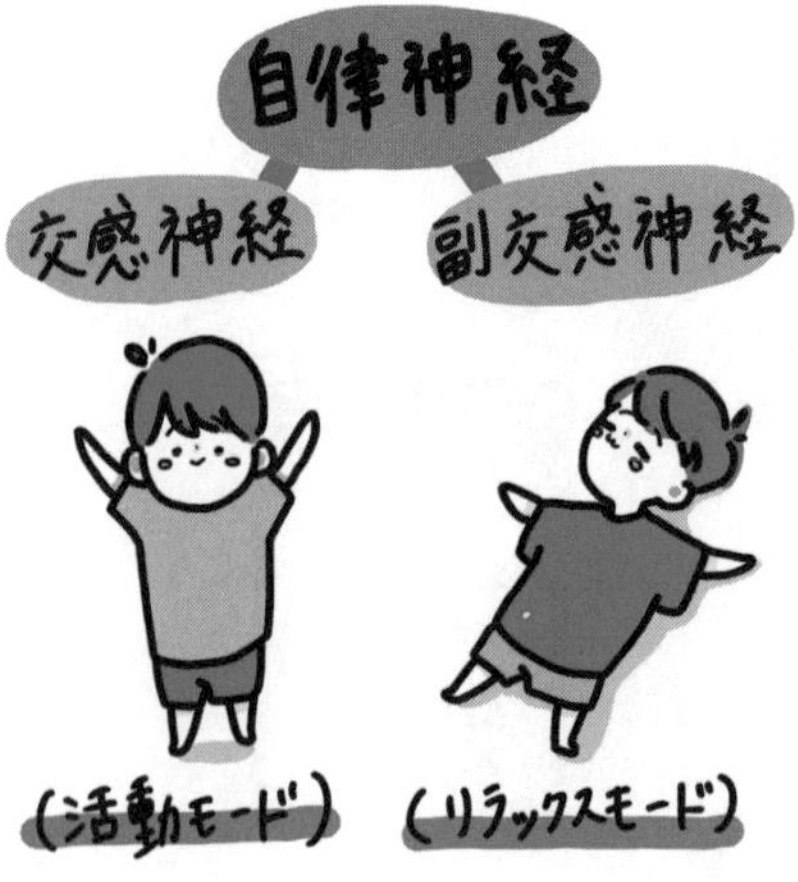

自律神経
交感神経
副交感神経
(活動モード)
(リラックスモード)

○自律神経のパターン

交感神経と副交感神経のバランスを良く「シーソー」のようにたとえますが、体の変調のしかたとしては、次の〝4つのパターン〟に分けられます。

1. ◎交感神経と副交感神経の両方が高く、やや交感神経が高い→活動的で元気な状態
2. ○交感神経と副交感神経の両方が高く、やや副交感神経が高い→リラックスして落ち着いた状態
3. △両方とも低く、副交感神経が極端に低いために、交感神経が優位になる→免疫力が下がり炎症が起きやすく、自律神経失調症になりやすい状態
4. ×両方とも低く、交感神経が極端に低いために、副交感神経が優位になる→うつ病などの精神的な病気になりやすい状態

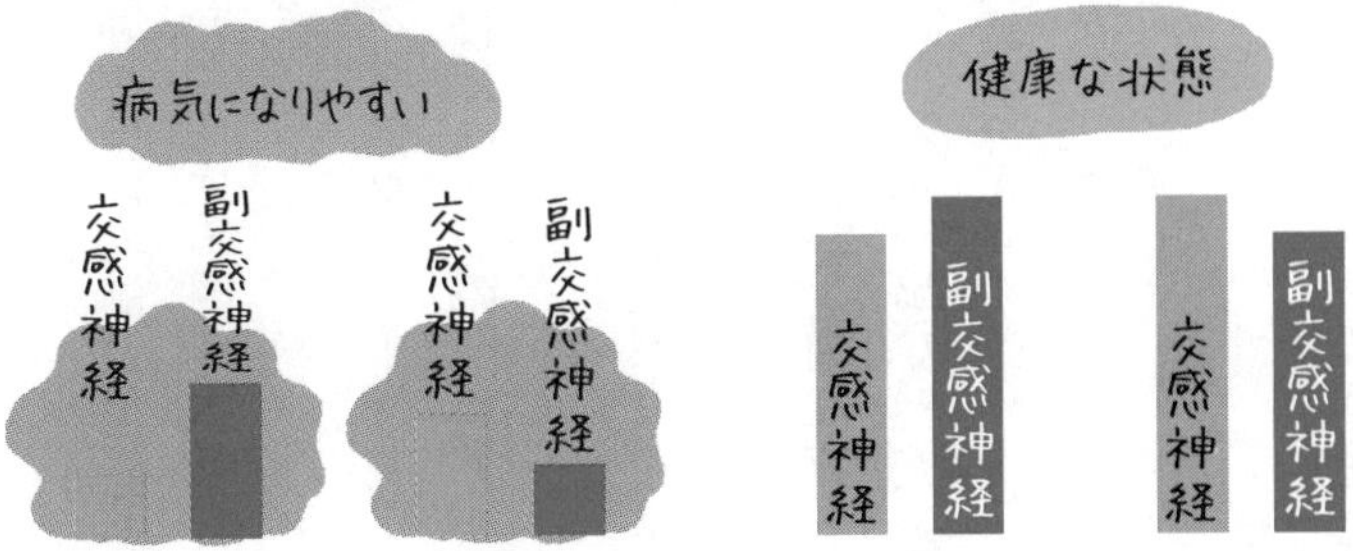

両方の働きが高い中で交感神経がやや高いのは活動的な状態

両方の働きが高い中で副交感神経がやや高いのはリラックスした状態

副交感神経の働きが極端に低い（交感神経が過剰）と、風邪などの感染症をはじめとする病気になりやすい

交感神経の働きが極端に低い（副交感神経が過剰）と、うつ病などの精神的な病気になりやすい

○自律神経失調症４つのタイプ

体のほぼすべての器官は、自律神経による影響を受けて働いています。したがって、自律神経が乱れると、動悸やめまいや息苦しさなど、体に不調が起きるのです。

自律神経が乱れる最大の原因は**ストレス**です。

過度なストレスにより、ホメオスタシスの自己調節機能が限界を超え、自律神経が乱れた状態が自律神経失調症です。自律神経失調症には〝4つのタイプ〟があります。

1. 生まれつき、自律神経の調整機能が乱れやすい「本能性型自律神経失調症」の人
2. 最も多いタイプで、〝生真面目で几帳面〟で責任感が強く、努力家な人に多く、〝ストレス〟による身体症状が中心の「心身症型自律神経失調症」
3. 慢性的なストレス環境による精神症状や、〝やる気が出ない〟、気分が晴れないなどの抑うつ気分を伴う「抑うつ型自律神経失調症」
4. クヨクヨしたり、体調や感情の変化に過敏など、性格や考え方などによる心理的なものが原因の「神経症型自律神経失調症」

自律神経失調症は「全身におよぶ症状」ですが、検査をしても体には「異常がない」のが特徴です。

主な身体的な症状としては、頭痛、めまい、耳鳴り、動悸、疲れやすい、ふらつき、のぼせ、冷え、むくみ、関節の痛み、便秘、下痢、腹痛、生理不順、口や喉の不快感、息苦

しさ、胸や背中の痛み、頻尿、残尿感、発汗、肩こり、手足のしびれなど、原因不明の「不定愁訴《ふていしゅうそ》」を引き起こす症状です。

不定愁訴とは、頭が重い、イライラする、疲れがとれない、よく眠れないなど、「何となく体調が悪い」という、患者の主観的な全身の不快な症状の訴えで、検査をしても特に病的な異常が見つからない状態です。

これらの症状にはかなり個人差があり、また複数の症状が重なることが多くあります。これは、生まれつき自律神経失調症になりやすい「体質」やストレスに弱い「性格」によるものがあるためです。そしてイライラや不安、情緒不安定、不眠、記憶力や集中力の低下、〝喜怒哀楽〟の感情の起伏が激しくなるなどが起こりやすくなります。

○ストレスとは？

ストレスは、外部や内部からのさまざまな刺激（ストレッサー）によって、心や体に負荷がかかり、体への不調を引き起こす原因になります。

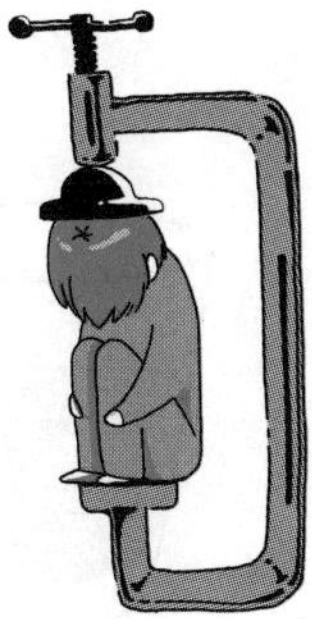

ストレスには、〝2つのストレス〟があります。

心理学でよくたとえられるのが「コップの水理論」です。「コップの水がもう半分しかない」と考えるのではなく、「残りがまだ半分もある」と「ネガティブ（マイナス）思考」を「ポジティブ（プラス）思考」に変えましょう！というわかりやすいたとえです。

つまり、ストレッサー（さまざまな刺激）をどう受け止めるか（解釈するか）で、ストレスの種類や効果が変わってくるということです。

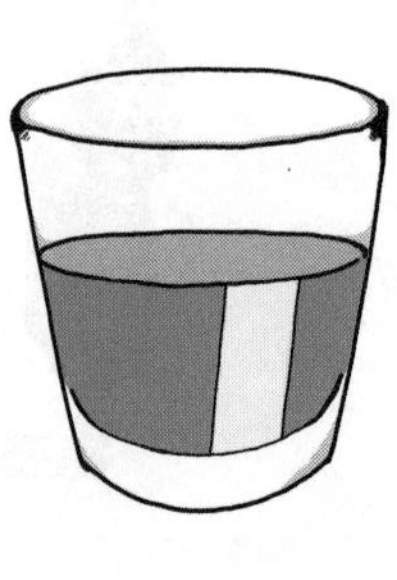

1．「プラスのストレス」

夢や目標を達成させるためには、モチベーションを上げ、自分を奮い立たせる「やる気エネルギー」が必要です。

これは自分に対する〝良いプレッシャー〟であり、プラスのストレスです。不快に感じない適度なプレッシャーは、自分を前に進ませてくれます。

プラスのストレスは、人生の試練や壁を乗り越えさせ、人を成長させるとても大切なものです。

2．「マイナスのストレス」

マイナスのストレスは、心や体に悪い影響を与えるストレスです。マイナスのストレスの代表的なものは、経済的な問題や人間関係のトラブルやケガや病気などです。

ストレスには､避けられない「外部ストレス」や人によっては努力により避けられる「内部ストレス」があります。

ストレス（ストレッサーによる刺激）をまとめてみました。

ストレッサーの種類

外部ストレッサー

物理的ストレッサー
暑さ、寒さ、騒音、光、混雑など

環境的ストレッサー
騒音、振動、電磁波など

社会的ストレッサー
多忙な仕事、夜勤、配置転換、リストラ、
入学、就職、結婚、出産、育児、介護など

人間的ストレッサー
隣人とのトラブル、複雑な人間関係、
ハラスメントなど

化学的ストレッサー
栄養不足、大気汚染、添加物、薬など

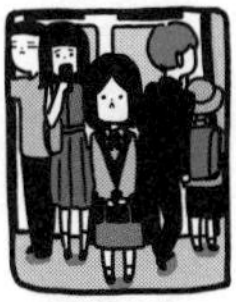
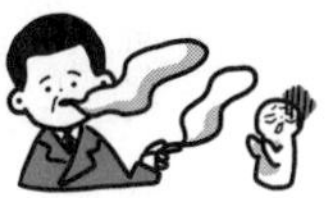
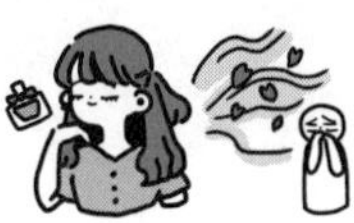
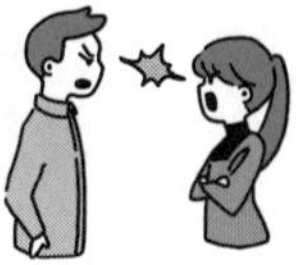

内部ストレッサー

肉体的ストレッサー
運動不足による体のゆがみや病気やケガ、
痛み、過労、睡眠不足、不規則な生活など

精神的ストレッサー
恐怖、心配、不安、自己肯定感の低さ、
困窮、孤独による存在感の無さなど

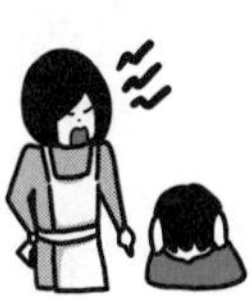
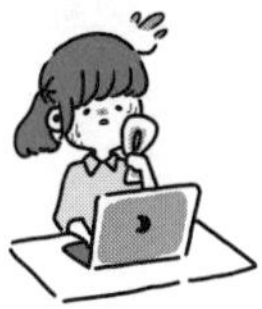

○人生におけるストレスの変化

・幼児期～学童期

ストレスの原因としては、入園や入学時の社会的変化の不安、保育園や学校といった集団生活の環境の変化に馴染めない不安、親の愛情やスキンシップ不足の不安、また、転校、いじめなど友達や先生に対する人間関係の悩みや、授業についていけないことや成績不振などです。

これらを親や先生に相談できず、ひとりで悩みを抱え、〝不登校〟になりやすいはじめの時期です。当院に通われている不登校の患者さんも、学校に馴染めない〝中学1年生〟が多い傾向にあります。

・思春期～青年期

特に自律神経失調症になりやすい時期が〝思春期〟です。

子供から大人への急激な体の変化に、心がついていけない心身のアンバランスさを感じる時期です。

親との関係では、親の干渉がうっとうしくなったり、独立心と依存心など、「心の葛藤」が起きます。また、この時期特有の恋愛や失恋などによる焦燥感や挫折、進学や就職など、はじめて自分で〝人生の舵（かじ）を切る〟プレッシャーなど、誰しも悩み苦しむ時期です。

・成人期

この時期は、就職、結婚、出産など人生の喜ばしいイベントが続く時期です。

一方で、家族を持ち、家族の期待と責任を一心に背負い、会社では、昇進や転勤など、複雑な人間関係や仕事のプレッシャーなどで、プラスとマイナスともに〝ストレスが一気に増える〟時期でもあります。

この時期に仕事で無理しすぎたり、離婚など大きなショックを味わうと、ある日突然、動悸やめまいがしたり、朝起きられなくなるなど、自律神経失調症やうつ病になります。

私自身も、出向先の関連会社で、がむしゃらに頑張った結果、ふらつきや動悸などの自律神経失調症になった経験があります。今は患者さんに無理をしないようにと伝えていますが、実際のところ、不定愁訴の症状があらわれないと、自分が無理していることには気づかないものです。

・熟年期

働き盛りの年齢になり、さらなるハードワークの中、中間管理職など、部下と上司の板ばさみによるストレス、出向やリストラ、またプライベートでは親の介護など…、心身ともに限界を超える「人生の最大のストレス」の時期です。

健康面では、男性は心筋梗塞や脳梗塞などの重大な病気を発症しやすく、女性は更年期障害になりやすい時期です。そのため、自殺が多い年代でもあります。

・老年期

体力的に衰えを自覚し、定年退職などで会社での立場や責任からは解放されますが、反面、人生を見直す時期となり、子供の独立や配偶者の病気や死別、近親者の死亡など、精神面で〝喪失感〟や〝孤独感〟を感じやすい時期です。

特に、「生きがいの喪失」は、自律神経失調症から「うつ病」を起こしやすくなります。

またこの年代は、頑張ってきた代償に、何らかの持病を持っていることが多いです。喪失感から自律神経失調症が持病を悪化させることもあります。

第二の人生をより良くするためには、健康診断や人間ドックなどの検査をして、病気の早期発見、早期治療に心がけましょう！

これらのストレスの対処法については、第3章でお伝えします。

年齢層別の悩み・ストレスの原因

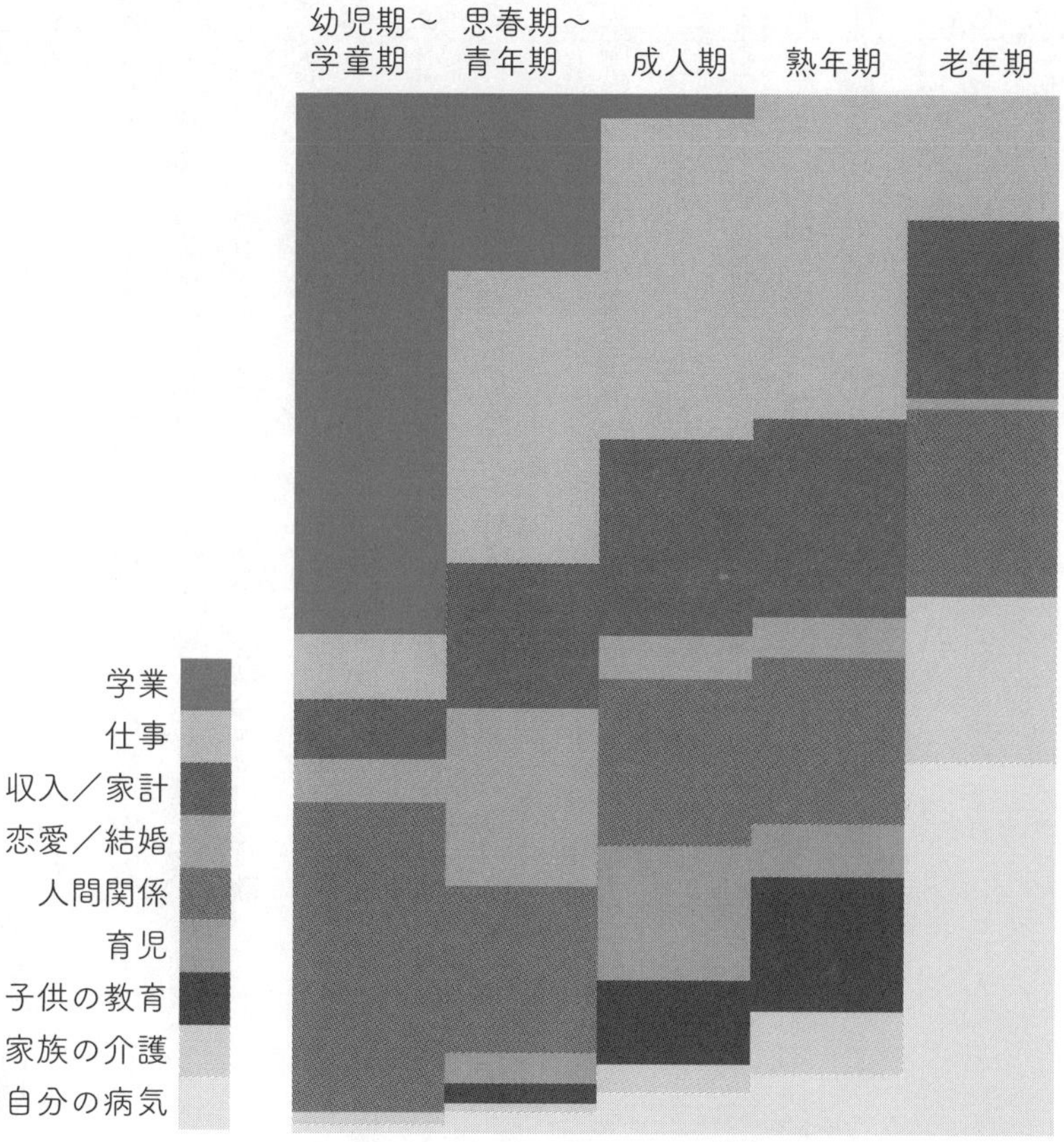

資料：厚生労働省『国民生活基礎調査』（2013 年度）

○「うつ病と自律神経失調症」との違い

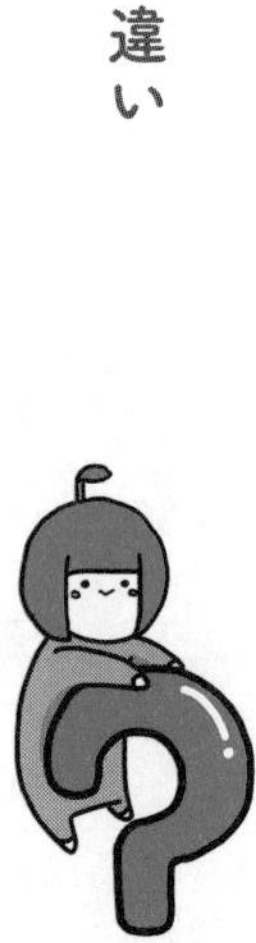

・症状の違い

うつ病（気分障害）は、抑うつ気分を伴う感情の病気（脳の病気）です。

うつ状態には、感情の異常（理由もなく気分が落ち込むや不安、焦燥感、イライラ、重苦しさ）、思考の異常（集中できない、物忘れ）、意欲の異常（意欲が低下し、気力や根気がなくなる）などがあります。

身体症状では、不眠、食欲や性欲の低下、朝起きられない、仕事などで根気が続かず能率が上がらない、〝元気がない〟〝生きていても仕方ない〟など、「自殺願望」があるのが特徴です。さらに自律神経失調症の症状を伴う場合、見分けがつきにくいのです。

自律神経失調症は、全身の各器官にあらわれるため、あらわれ方や程度は人によって千差万別です。

体にあらわれる代表的な症状として、頭痛、めまい、耳鳴り、動悸、疲れやすい、ふらつき、のぼせ、冷え、関節の痛み、便秘、下痢、腹痛、生理不順、口や喉の不快感、頻尿、残尿感、発汗、肩こり、手足のしびれなどがありますが、検査しても異常がないのが特徴です。

精神にあらわれる症状としては、不安感、憂うつ、イライラ、記憶力や集中力の低下、無気力や意欲の低下、不眠、眠気などです。

このような精神的な症状が強い場合は、うつ病の治療も必要な場合があります。

そのため、医者からは「どこも悪くありませんよ」と言われ、家族や職場の仲間からは「気にしすぎだよ」とか「仮病じゃないの」など疑いの目で見られてしまうのです。

・原因の違い

うつ病は、生まれつきの性格や体質、環境の変化やストレス、病気などが重なり発症し、脳内でモノアミン（セロトニン、ノルアドレナリン、ドーパミンなどの気分に関与する神経伝達物質）の量が減少することが原因と考えられています。

自律神経失調症は、ストレス（環境、性格、思考）が強かったり、生活習慣（睡眠、姿勢、食事、運動）が乱れると、体質、心の持ち方などから、自律神経（脳から背骨の中にある脊髄）のバランス（交感神経と副交感神経）が崩れます。

・治療法の違い

うつ病は、病院では通常脳内の神経伝達物質を調整するための抗うつ薬による「薬物治療」がメインです。

自律神経失調症は、精神的な要素が大きくかかわっているため、治療は「心と体の両面」から行うべきです。したがって、カウンセリング、姿勢や脳神経のエラーを整える治療などが効果的です。

また、セルフコントロールは、質の良い睡眠（脳を休める）、休息（心身を休める）、ストレス解消（趣味や運動）、腹式呼吸を意識する、生活リズム（食事時間や起床時刻）を整えることが大切です。

○自律神経とさまざまな症状の関係

あなたが抱えている症状と自律神経は、どのように関係しているのでしょうか?

自律神経と症状の関係は、自律神経の働きによる「血流」「心拍」「血圧」「呼吸」「内臓機能」などの変化を当てはめて考えるとわかりやすいです。

・腰痛＝腰の血流＋姿勢＋脳（自律神経）

体のゆがみなどによる腰やその周辺（お尻や腿やお腹など）の筋肉の過緊張による血行不良（酸欠状態）

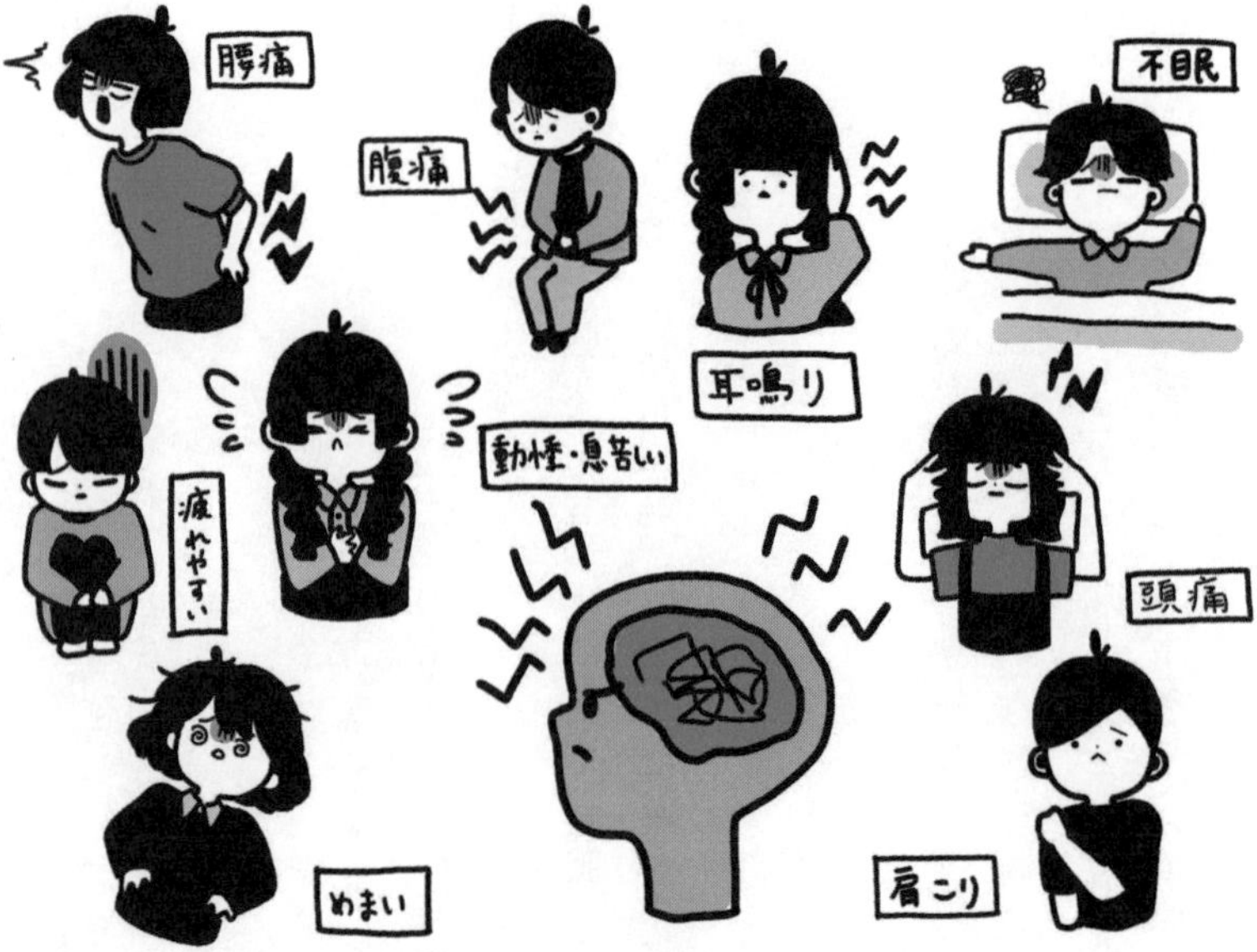

で痛みが起きます。

その痛みが脳へのストレスとなり、自律神経の乱れが起き、筋肉の血流が悪くなり、「痛みの悪循環」が起きます。

・肩こり＝首と肩の血流＋姿勢＋脳（自律神経）

肩や首のこり、痛み、関節のだるさやしびれ、力が入りにくいなどは、ストレスによって交感神経（活動モード）の緊張が続いた結果、末梢の血管が収縮し、血行が悪くなり、筋肉の痛みや動きの悪さ、しびれなどとしてあらわれます。

・頭痛＝頭と首の血流＋目の疲れ＋姿勢＋脳（自律神経）

頭痛や頭が重い、頭がモヤモヤするなどの症状は、脳外科の検査や貧血での異常がなければ、偏頭痛や緊張性頭痛です。

ストレスなどで交感神経（活動モード）の緊張が続いた結果、末梢血管が収縮して血行が悪くなり、脳に浮腫が起きたり、血管が拡張したときに起きる拍動を伴う頭痛が「偏頭痛」です。また、ストレスなどで交感神経（活動モード）の緊張が続いた結果、首から後頭部にかけての血行不良による首こりや肩こりを伴うなどの頭痛は「緊張性頭痛」です。

・めまい＝耳のリンパ液＋血流＋血圧＋脳（自律神経）

ストレスによる自律神経の乱れは、内耳のリンパ液の分泌や血流、三半規管（回転性の動きを感知）や耳石器（スピードや重力など直接的な動きを感知）などの器官へ影響を与えます。その結果、めまいやふらつき、立ちくらみの症状が起きます。

・耳鳴り＝脳と耳の血流＋血圧＋脳（自律神経）

耳鳴りは、耳と脳をつなぐ神経の異常「感音性難聴」などが原因といわれています。ストレスにより自律神経が乱れ、難聴になり、聴力が低下すると、聴神経が感度を高め、本来は、雑音として処理している電気信号を脳が敏感に感知し、それが耳鳴りの原因と考えられています。また、繰り返し起きる原因は、その不快感や煩わしさがストレスになるため、悪循環のシステムができるからです。耳鳴りの治療は「気にしない脳（意識を耳鳴りに向けない）をつくる思考法」が最も有効だと臨床と自身の経験から実感しています。

私自身も耳鳴りにはかなり悩まされた経験があります。

当初は、頭の中で四六時中鳴っている「セミの鳴き声」が気になって気になって仕方なく、その煩わしさによる辛さが半年ほど続きました。もちろん、その間に耳鼻科の治療法や漢方などもいろいろと調べては試してみましたが、改善しませんでした。

その後、「症状に意識を向けないようにすることが自律神経に良い」とわかり、実践してしばらくして、次第に音が小さくなった感じになり、結果、耳鳴りが気にならなくなりました。

現在は日によって鳴っていたり、鳴っていなかったりする程度で、気にならない状態まで改善しています。

このことからも、当院の自身の経験を踏まえた「カウンセリングよる耳鳴り（頭鳴り）の改善率」は非常に高いのです。

・吐き気や食欲不振＝内臓の動き＋脳（自律神経）

家族や仕事の心配ごと、経済的な問題や健康の問題など、複数の心配や不安が日常化すると、食欲が落ちたり、お腹の具合が悪くなったりします。

そして、胃や腸の病気ではないかと心配し、検査をしても異常がない場合は、〝腸と脳の相関関係〟による不調が疑われます。脳にストレスがかかり続けると、当然、脳と密接な関係にある胃や腸の動きが悪くなるのです。

当院に来る自律神経失調症やうつ病の患者さんの多くは、胃や腸や食道の不快（逆流性食道炎）な症状を訴えられます。

・息苦しさ＝呼吸＋胸と背中の血流＋姿勢＋脳（自律神経）

息苦しさの原因は〝４つ〟あります。

１つめは、自律神経の副交感神経（リラックスモード）が強く働き過ぎて、気管支の筋肉が収縮する場合です。このため夜になってベッドに入ると息苦しくなる人がいます。

２つめは、肺と胃を仕切っている横隔膜が上下しづらい状態になっている場合です。この原因は、猫背などの体の構造的な問題により、消化不良による胃のガスだまりが胃を押し上げているためです。お腹の張りやもたれ、頻発するゲップやオナラなどもこの状態によるものです。

胃が上がることで、横隔膜が下がらなくなり、肺が下方に広がらなくなっているのです。対処としては、施術によって胃を下げる治療（胃の周辺の組織の緊張をとる）を行います。

3つめは、姿勢の悪さが原因の場合です。自律神経の乱れが起き、背骨や肋骨などの筋肉が硬くなり、肺を囲っている肋骨（胸郭）が動きにくくなるため、充分な酸素がとり入れられないため息苦しさを感じてしまいます。

4つめは、自律神経が乱れることにより不安感が起き、「息を吸うこと」に意識が向き、逆に息を吐けない状況になり、息苦しさを感じる場合です。

不安を感じたら、「ゆっくり吐く習慣」を身につけると息苦しさは解消します。

・動悸や不整脈、胸のザワつきや圧迫感＝心拍＋血圧＋呼吸＋脳（自律神経）

心臓は〝自律神経の影響を受けやすい器官〟です。

ストレスなどで、自律神経が乱れ、交感神経（活動モード）の緊張が続くと、心拍が速くなり、動悸や不整脈が起こりやすくなります。

特に、神経質な人や心配性の人（神経症型）は、動悸や胸の苦しさなどの症状が起きると、「このまま心臓が止まるのではないか」「心臓の病気なのではないか」と過度な心配により、新たなストレスを生むことになります。

動悸や不整脈の主な原因は、ストレス、過労、睡眠不足、不規則な生活、アルコールやタバコ、カフェインのとりすぎなどが原因だといわれています。

過度に心配することよりも、まずは生活習慣を見直すことが先決です。

・喉の違和感＝胃腸と食道の動き＋脳（自律神経）

喉の詰まり感は、ヒステリー球や梅核気（ばいかくき）などと呼ばれています。

原因は、ストレスや不安や抑うつ状態によるもので、自律神経の交感神経（活動モード）の働きが強くなることで、胃腸の不調、喉や食道平滑筋の過緊張などが起こり、喉の奥に球があるような感覚になります。

ちなみに私は、ヨガによる呼吸法、自転車や山登りなどの運動によるストレス発散でヒステリー球は改善しました。

・風邪やウイルスやがん＝白血球＋脳（自律神経）

私たちの体には、ホメオスタシスによる体の機能や状態を安定させる自律神経系、ホルモン系、免疫系の制御システムが備わっています。

このシステムは、それぞれの系列の機能が影響し合うことで正常に機能しています。

私たちの体に侵入するウイルスや細菌などの異物（抗原）を防ぐのが免疫で、免疫をコントロールしているのが「白血球」です。白血球は主に〝顆粒球〟と〝リンパ球〟の２種類があります。

顆粒球は細菌と戦い、リンパ球はウイルスやがん細胞などと戦います。

自律神経の交感神経（活動モード）が優位になると、顆粒球が増え、体内に侵入した細菌を攻撃します。また、副交感神経（リラックスモード）が優位になると、リンパ球が増え、ウイルスなどを攻撃します。


健康な人の白血球は、おおよそ54～60％が顆粒球、35～41％がリンパ球という割合で、このバランスが崩れると、病気を引き起こしやすくなるといわれています。

この割合が崩れて顆粒球が増えすぎると、顆粒球は健康な細胞も破壊するため、がんや糖尿病などの病気にかかりやすくなります。また、顆粒球が増えると、リンパ球が減るため、ウイルスへの対抗力が下がり、風邪などにかかりやすくなります。

一方、リンパ球が増えすぎると、免疫が過剰になり、アレルギーや喘息などの症状が起きやすくなります。


つまり、単純に免疫細胞が増えれば、免疫力が上がるというわけではなく、自律神経のバランスが整っていることが条件で、顆粒球とリンパ球のバランスが保たれて、〝免疫力がアップ〟するのです。

・不眠＝脳（自律神経）
不眠を大別すると、次の〝3つ〟に分けられます。

不眠の方は、日中の運動不足のため、「体が疲れてないから寝られない？」と思いがちです。

しかし、実は不眠は〝疲れていても寝られない〟さまざまな原因があります。

①一過性不眠（自動車でたとえると、一時的にアクセルを踏み続けている状態）

明日の大事な予定など、日常的な興奮する出来事（楽しみやプレッシャーなど）や心配ごとにより自律神経が「一時的」に乱れる不眠

②昼夜逆転型不眠（不規則にアクセルを踏んだりブレーキを踏んだりしている状態）

夜勤などの変則的な働き方や30分以上の昼寝の習慣などにより、生活リズムが不規則になり、「体内時計が狂い」、自律神経の乱れから起きる不眠

③慢性ストレス型不眠（常にアクセルを踏み続けている状態）

自分や家族の健康面、経済的な問題や将来への不安など、すぐには解決できない心配ごとや不安が多重のストレスになり、寝ても覚めても心も体も休まらないために起きる「慢性的」な不眠

そしてこれが一番危険な不眠です。

この状態を放置しておくと、自律神経失調症からうつ病になりやすく、さらには脳卒中や心筋梗塞などを原因とする突然死などのリスクも高まります。

自分は睡眠がとれていると思っても、日中に強い眠気がある人は眠りが浅い可能性があ

ります。

「睡眠は量より質」が重要です。休日などに十分な睡眠時間を確保し、脳の疲労をとることが先決です。


不眠の原因は、自分では〝気づいていないストレス〟が隠れている場合がありますので、「カウンセリング」を受けることも治療の重要な選択肢です。

日中に眠い、寝た気がしない、朝からだるいなど、睡眠の質が低下している慢性的な不眠とあわせて、動悸やめまいなどの自律神経失調症がある場合には、深刻な病気になる前の危険なサインの可能性があります。


このように、体中のあらゆる症状が「自律神経の働き」と深くかかわっていることがわかってもらえたと思います。生活習慣がどのように自律神経に影響を与えて、どんな症状を発症させるのかを知ることで、今後、不調の嵐のような「不定愁訴《ふていしゅうそ》」が起きた場合、どのような対応をすればよいか、治療の道筋がある程度はわかると思います。

たとえば、パニック症になる原因は、「その〝心構えや対応策〟を知らないことからくる不安」がきっかけになる場合が多いのです。

自律神経失調症にならないため、また再発させないための予防としては、「正しい知識」を身につけることと、「規則正しい生活習慣」を意識することが大切です。

以上、ここで紹介している症状は、「自律神経の乱れが原因」と考えられる可能性が高いものを紹介しています。

○自律神経失調症に〝似た病気〟と症状

自律神経失調症に似た症状でも左記にあげたような重篤な病気の前兆であることもあります。

・メニエール病

回転性のめまい、耳の詰まり、難聴、耳鳴り、吐き気や嘔吐など

・脳腫瘍、大動脈炎

頭痛、めまい、耳鳴りなど

・心臓病・糖尿病・貧血

動悸、息切れ、めまい、立ちくらみ、疲れやすいなど

・更年期障害

発汗、ほてり、のぼせ、疲れやすい、腰痛・肩こり、息切れ、頭痛、めまい、耳鳴り、冷え、

便秘、関節の痛み、手足のしびれ、頻尿、目の疲れ、皮膚の乾燥やかゆみなど

・バセドウ病（甲状腺ホルモン異常）

疲れやすい、動悸、発汗、精神不安、息切れ、手の震えなど

・関節リウマチ

関節の痛み、全身の痛み、疲れやすい、微熱、高熱など

・がん

疲れやすい、微熱、食欲不振、喉の違和感、下痢・便秘、頭痛、めまい、吐き気や嘔吐、手足のしびれ、手足に力が入らないなど

このように、自律神経失調症と重なる症状は多岐にわたりますので、別の病気の可能性を踏まえて、専門の医療機関の検査を受けることも大切です。

コラム　思考を止めるには〝正しい言葉〟が必要！

パニック症で起きる予期不安や広場恐怖は、不安が不安をつくる悪循環の思考パターンによるものです。これをコラム思考といいます。

これを止めるためには、患者さんにお伝えしてる言葉があります。それは「思考を止める」ということです。脳が勝手に不安をあおる状況をつくる前に、「論理的な思考」で脳の暴走をコントロールするのです。

突然、パニックに陥ったときは、「過呼吸で死ぬということはない！」という言葉を思い出し、唱えるのです。

もし、電車の中でパニックになり、その場から逃げたくなったときは、「不安によって死ぬことはない！」と、何度も言葉にして言うのです。

脳は、〝論理的な説明〟、〝納得のいく言葉〟を聞くことで、これが正解だとを認識します。

さらに、脳が最も反応する言葉は、〝自分の発した言葉〟ですから、「自身の言葉」で唱えることで、間違った認識は正しい認識へと上書きされるのです。

これで脳の間違った思考を変えることができます。

脳は言葉によって、言葉をつぶやくことで前頭葉から大脳辺縁系へ感情として伝わり、認識力や記憶力が定着します。

たとえば、セミナーなどに参加する前に「できる！できる！できる！できる！」と10回声に出して言ってからセミナーを受けます。その結果、セミナーの内容の理解度が上がるということが実際に起きます。だまされたと思ってやってみてください。

これは、脳を意図的に操作できたということです。

つまり、脳を操作することによって、不安を軽減したり、ネガティブ思考をポジティブ思考に変えることができるのです。

第3章

自律神経失調症になりやすいタイプは？ストレスに強くなる方法とは？

○ストレスに弱い人と強い人の差は？

第2章では、戦う相手「自律神経（失調症）」についてお話ししました。
本章では、自分自身を知ることについて説明します。
まず、自分は「自律神経失調症になりやすいタイプ」なのか？を知ることが大切です。

・実際に、自律神経失調症になりやすいタイプはどんな人なのか？
・どのような性格の人が自律神経失調症になりやすいのか？
・ストレスとどう付き合っていけばよいのか？

またストレスに対する考え方やストレスに強くなるための「ストレス耐性（対応力）」の高め方などについてもお伝えします。

ストレスの感じ方は、人それぞれ違います。

少しのストレスでも、ストレスを強く感じる人や、生まれつきストレスに弱い人もいます。そういった「ストレスを感じやすいタイプ」の人の特徴は次のとおりです。

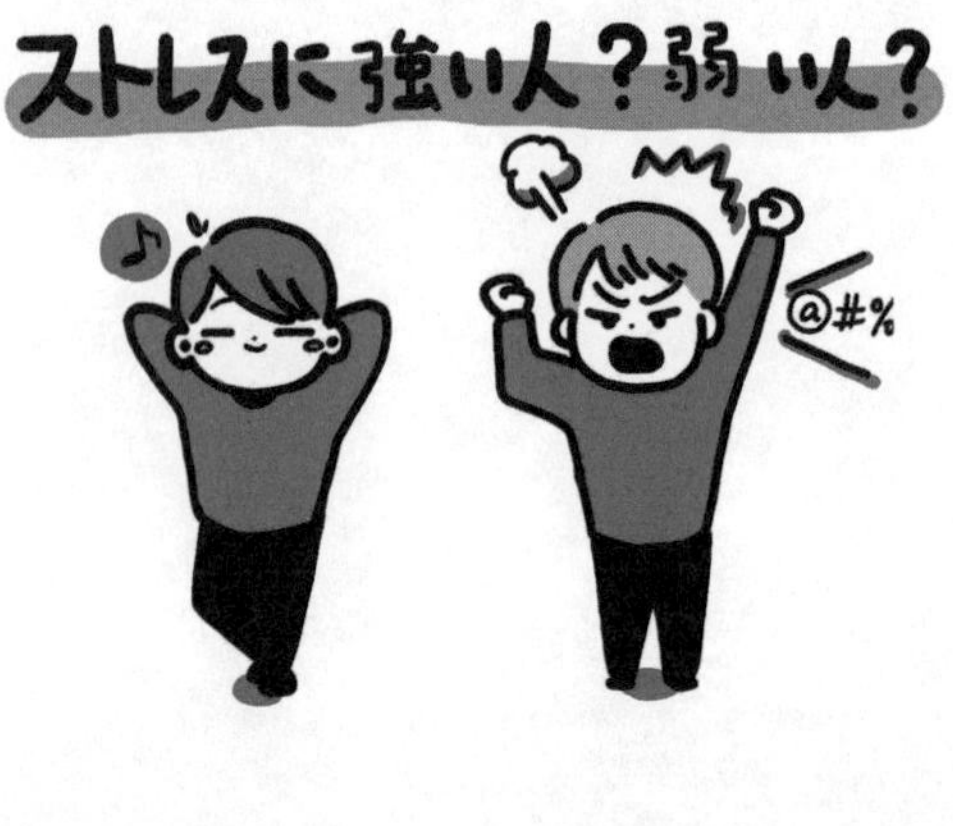

1．優等生タイプ

真面目で、几帳面で、責任感が強く、妥協知らずの完璧主義者。「最もストレスを感じやすいタイプ」です。

2．ワンマンタイプ

自己顕示欲が強く、頑固で、自分の思い通りにならないことが許せず、頭ごなしに自分の言うことを押し通し、周りの意見を聞かないタイプです。

3．クヨクヨタイプ

内向的で自分の主張はできるだけ避けて、その場の雰囲気に合わせ、あとでクヨクヨ悩み、自己嫌悪に陥るタイプです。

4．気苦労タイプ

周りの人のことや他人の目が気になり、心配性で気を使いすぎて、精神的に疲れるタイプ。

さらに、ストレスを感じやすい人には、次のような「性格による傾向」があります。

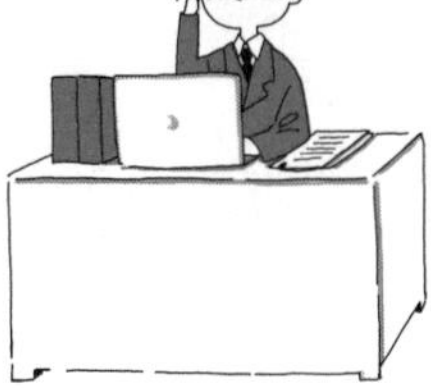

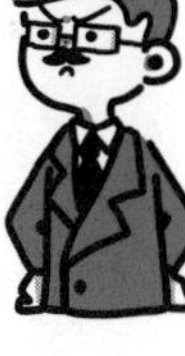

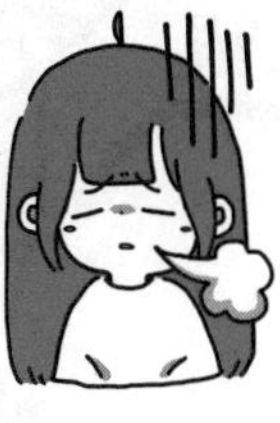

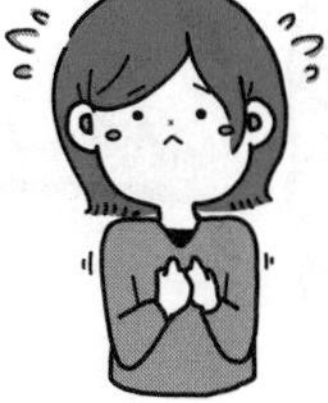

1. 競争心が強く、負けず嫌い
2. こだわりが強い
3. 猪突猛進で、頑張り屋
4. 理想が高く、野心家
5. 人一倍、責任感が強い
6. 他人に任せられない、せっかち
7. 四六時中、イライラしがち

以前、私もサラリーマンのときはそうでしたが、これらの人たちは、エリートと呼ばれる人たちに多いタイプです。

周囲の期待に応えることが「自分の理想の姿、やりがい」と捉える傾向があり、なりふりかまわず、がむしゃらに働きます。いわゆる〝ワーカホリック（仕事中毒）〟の状態です。

体のことはあと回しで、長期的にハードワークを続けた結果、深刻な病気になるケースがあります。これらのタイプの人は心筋梗塞など心臓の病気になりやすいというデータもあります。

心当たりのある人は、後悔しないうちに、「健康第一」の生活に改めましょう。

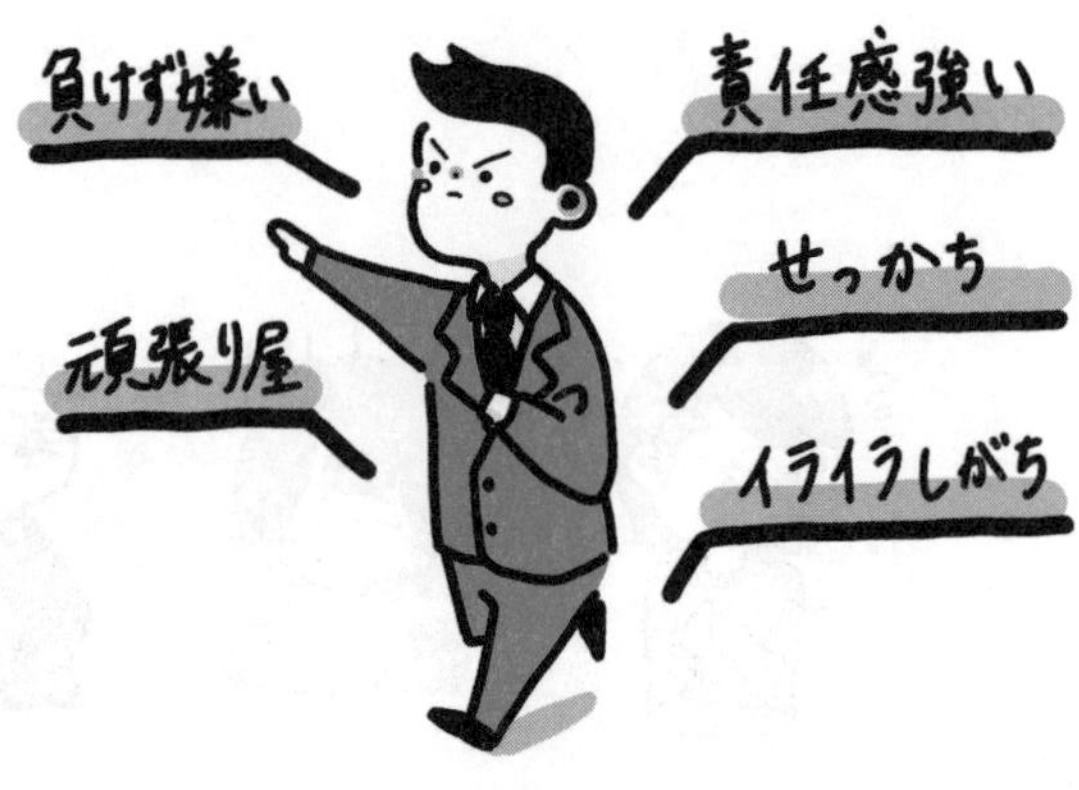
負けず嫌い
責任感強い
せっかち
頑張り屋
イライラしがち

○ストレスの入口戦略と出口戦略

時々、自律神経やうつ病の患者さんに対して、「気持ちの持ちよう、考えすぎ」と、アドバイスする人がいますが、これは気休めにしかなりません。

根本から解決するためには、より具体的な対策が必要です。それが、ストレスに対する「入口戦略」と「出口戦略」です。

「入口戦略」は、ストレスを受けにくいように〝脳にバリアを張る〟ことです。そして、「出口戦略」は、入ってきてしまったストレスを脳から効率的に出すこと、〝ストレス発散をする〟ことです。まずは、ストレスの入口を「ストレス耐性」で強くすることです。

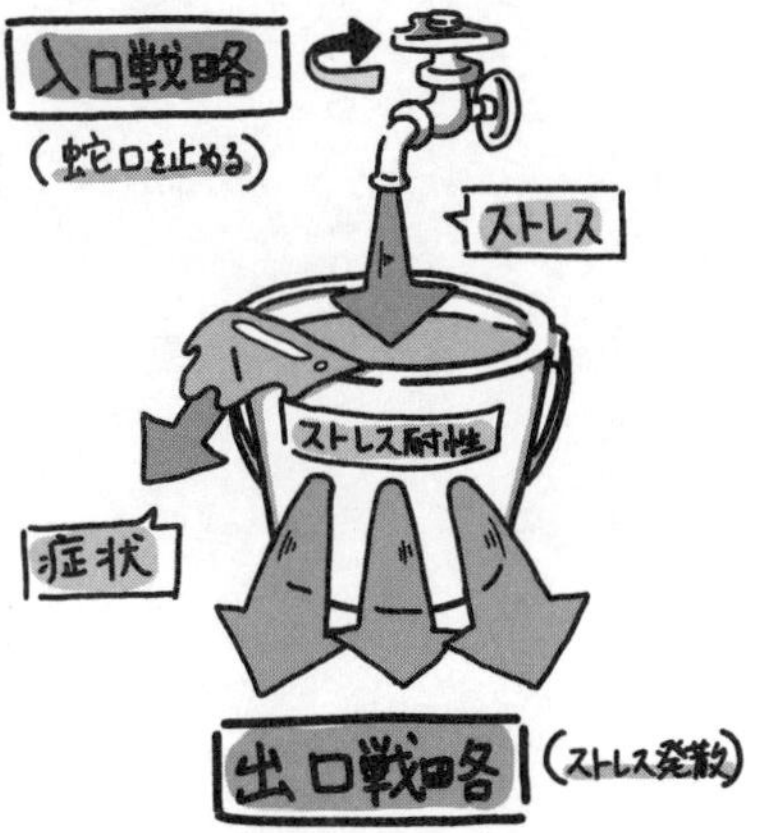

①ストレス耐性で脳を守りましょう！

ストレス耐性の強化には、次の5つの「ストレスバリア」を身につけることが必要です。快適に健康的に生きるうえでも大切な要素です。

1．ストレス感度を下げる（より鈍感へ）

外部からの刺激に対して、ストレスとして気づくかどうかという感度です。鈍感であればそれに越したことはないのですが、普段からストレスを気にしないという意識と、ストレス感度を上げないために体調を整える努力が必要です。体調が悪いと、ストレス感度は上がります。

2．ストレスをためる許容量を増やす（バケツを大きくする）

これは脳にかかるストレスをどれだけためられるかということです。脳がストレスで飽和状態にならないように、普段からストレス発散と合わせて、ストレスを味方につけることでストレスをためる容量を増やせます。

3．ストレス対応力を上げる（かわす対応）

これはストレスに対して、過度に対応しないということです。ストレスを受け流す意識が大切です。気持ちの持ちようにあたる部分です。

4．ストレス好転力をつける（ポジティブ思考に変換）

これはストレスを常に良いストレスに変える意識を持つことです。
たとえば、嫌な仕事でも、自分の成長のためと考えて、ストレスを前向きなエネルギーに変えます。

5．ストレスの学習をする（量が質を産む）

これは色々なストレスを数多く経験することで、同じようなストレスに出会った際に、ストレスとうまく付き合うことができます。

②そして次は、「出口戦略」である「ストレス発散」をすることです。

ストレスがたまらないように、バケツに穴を開けましょう！

ストレス発散の効果的なものをまとめました。

○質の良い睡眠をとり、朝は定刻に起きる
○栄養バランスのとれた食事をとり、腹７分で止める
・５大栄養素（土台）＋トリプトファン（＋α）をとりましょう！

トリプトファンは、納豆や豆乳などの大豆製品、牛乳やチーズやヨーグルトなどの乳製品、アーモンドやピーナッツなどナッツ類に多く含まれ、精神の安定や感情や気分をコン

トロールし、脳を活性化する〝幸せホルモン〟と呼ばれる「セロトニン」の材料となります。

トリプトファンからセロトニンを合成する際に〝ビタミンＢ６〟が欠かせません。ビタミンＢ６は、玄米や小麦麦芽、鶏や豚のレバー、マグロやカツオの赤身、にんにくやバナナなどに多く含まれています。トリプトファンとあわせてとりましょう。

・ゆっくりリズミカルに噛むことがセロトニンの分泌を促します。

・意識的に腸活をしましょう。

脳と腸は互いに深く影響し合っています。腸の環境は、加齢や食習慣、ストレスなどの影響により崩れてしまいます。そこで、納豆やヨーグルト、みそなど発酵食品と食物繊維（海藻、キノコ類など）を積極的にとり、腸内フローラ（善玉菌が多い状

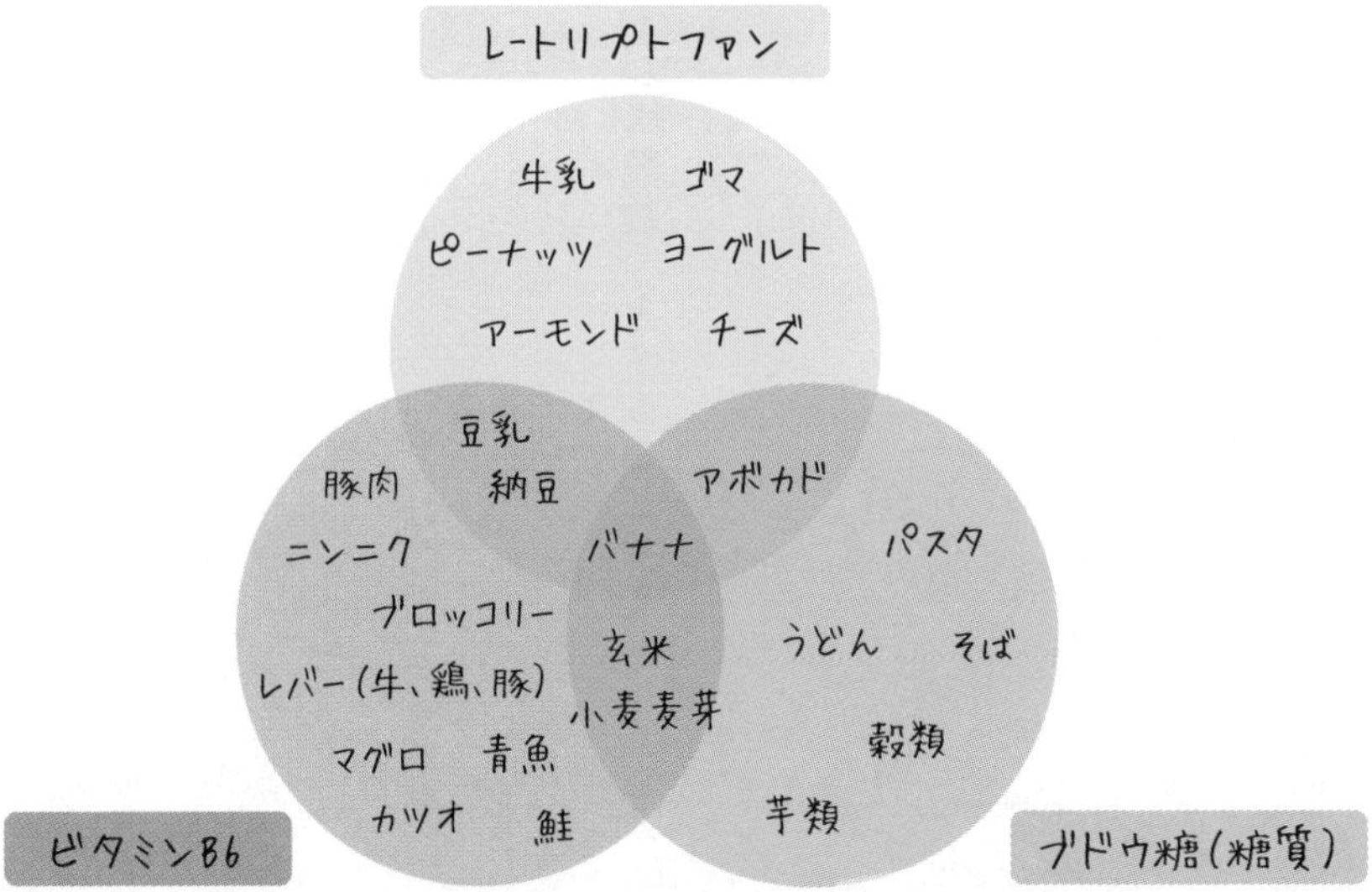

態）を整えましょう。

○適度な運動（運動は循環とリズムが大切！）

適度な運動は、セロトニンの分泌を促します。

ウォーキングやランニング、サイクリングなど、「一定のリズムを繰り返す運動」を行うことで、セロトニンの分泌が活性化されます。

ウォーキングであれば、1日8千歩を目安に、大股（筋肉強化と股関節の可動域アップ）で、遠くを見て（姿勢を良く）、少し汗ばむくらいの速さ（脂肪燃焼）で歩きましょう。

○瞑想やヨガ（腹式呼吸でリラックスする！）

ヨガは、呼吸を整えて、全身をくまなく動かすことで、全身への体液（血液、リンパ液、脳脊髄液）と酸素を効率良く循環させ、心と体をリラックスできます。

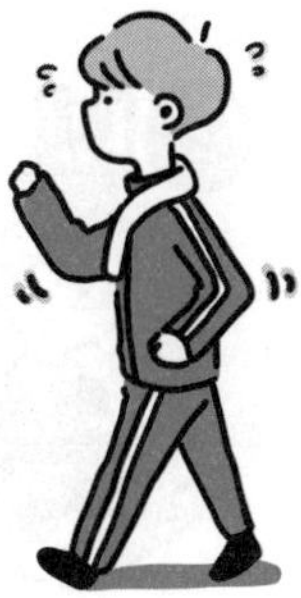

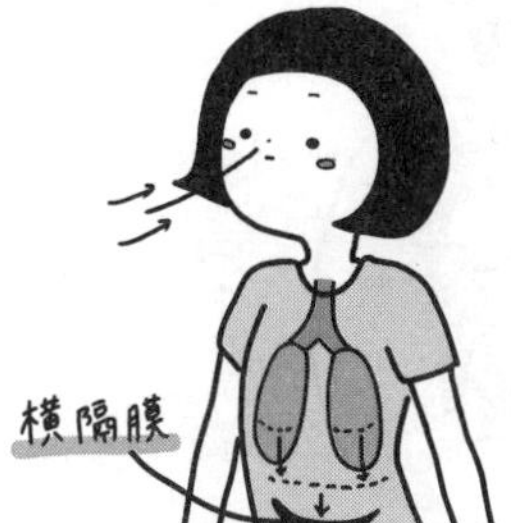

また、肺は心臓や胃腸などの臓器と違い、自ら動かない臓器なので、横隔膜や肋骨の間の筋肉を動かすことによって呼吸をしています。

ヨガの呼吸のポイントは、横隔膜や肋骨を意識的に動かすことで、全身へ十分な酸素を送ることです。

ヨガや瞑想のゆっくりした「リズムの呼吸」がセロトニンを分泌しやすくします。

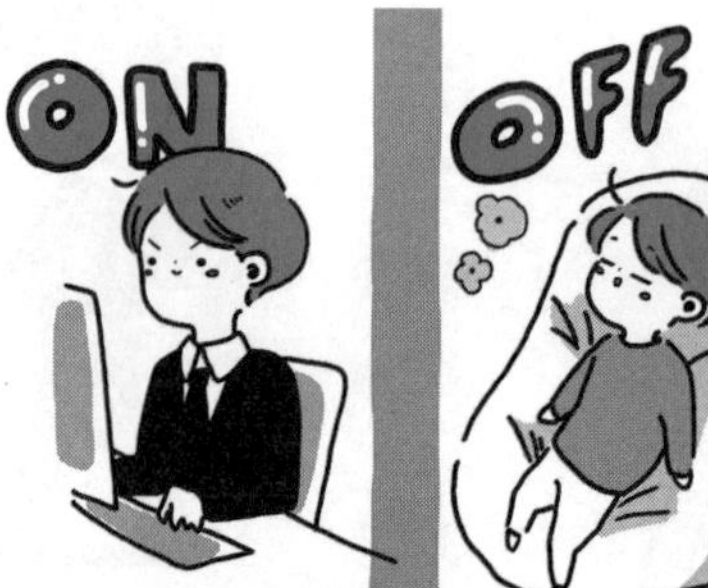

○お風呂（湯船に20分以上！）
○友人との会話（愚痴って笑う！）
○趣味に没頭（心から楽しむ！）
○仕事と家族との時間など、オンとオフを分けたメリハリのある生活（安らぎと幸福感を味わう！）

ストレスを受けやすいタイプや受けにくいタイプの差は、性格やその人の育った環境によるところが大きいのですが、特有の「行動パターン（傾向）」を知り、「ストレス耐性（入口戦略）」を強くし、「ストレス発散（出口戦略）」を行うことで、ストレスとうまく付き合うことができます。

このように、ストレスを受けやすい人、タイプがわかることで、自分の過去や現状のストレス状況が把握でき、今後のストレスとの付き合い方がわかり、その経験によって、ストレス耐性が強化されます。

○脳や体の自動制御システムが壊れると重い病気になることもある

私たちの体は生命維持のために、体を一定の状態に保つ自動制御システム「ホメオスタシス（生体恒常性）」が備わっています。

猛暑の夏でも、極寒の冬でも、常に体温を一定（平熱）に保っています。

脳では、怒りや興奮したときに出る伝達物質（ドーパミンやノルアドレナリン）を安定させるために、セロトニンが分泌され、感情や欲求などをコントロールします。また、セロトニンは睡眠を促す「メラトニン」を生成するため、生活に欠かせない大事なホルモンです。

自律神経は、朝（起床）から夕方へかけては活動するための交感神経が優位に、夕方から夜（就寝）にかけてはリラックスするための副交感神経が優位に働き、１日の活動がうまくいくように体の内部環境をコントロールしています。

しかし、過度なストレスがかかると、この自動制御システムはうまく働かなくなり、さらにストレスが慢性化すると、このシステムは壊れてしまいます。

つまり、自律神経失調症からうつ病などの深刻な病気にもつながるのです。

ここで考えてもらいたいのは、毎日の生活の中で避けることができない外部ストレッサーをなるべく減らしつつ、〝自ら生み出しているストレス〟を減らすことが重要です。

たとえば、不安感の強い人、思い込みの強い人、過敏に反応する人は、体に少しの痛みや不調があるだけで、「重大な病気ではないか？」と心配したりします。

また、ニュースや雑誌、人から、ネガティブな話を見聞きして、すぐには起こり得ないであろうことを、あたかも、「自分の身に起こるのではないか?」と過度に心配したりします。

これでは、せっかく体を守ろうと努力している脳や体の自動制御システムを自ら壊してしまうのです。

○〝ネガティブ思考〟を早い段階で止める!

人間は進化の過程で外敵から身を守るために「危機管理能力」が備わりました。

そのため、できるだけリスクを回避するよう、未知のことに対してはネガティブに捉えやすいのです。だからこそ、ネガティブな思考が連鎖して、脳に過度なストレスを与えないように、ネガティブ思考を早い段階で止める〝癖づけ〟が必要です。

簡単な方法は「これ以上考えても無駄!」と唱えて、素早く気持ちを切りかえることです。

○楽しめている自分を〝自画自賛〟しましょう!

今の時代は、ネット上での誹謗中傷など、人のあら探しや人をけなす風潮になってしまっています…

今の人たちは、社会情勢やハードワークなどから、気持ちに余裕がなくなり、他人の良いところにはあまり目を向けられなくなっています。

誰もあなたのことを褒めてくれないなら、せめて「自分で自分を褒めること」をしてください。自分を認めること、自分を褒めることは、外部ストレッサーに対抗する「最善の手段」になります。些細なことでも、楽しめている自分を自画自賛しましょう！

「私はがんばっている！」と堂々と叫んでください！

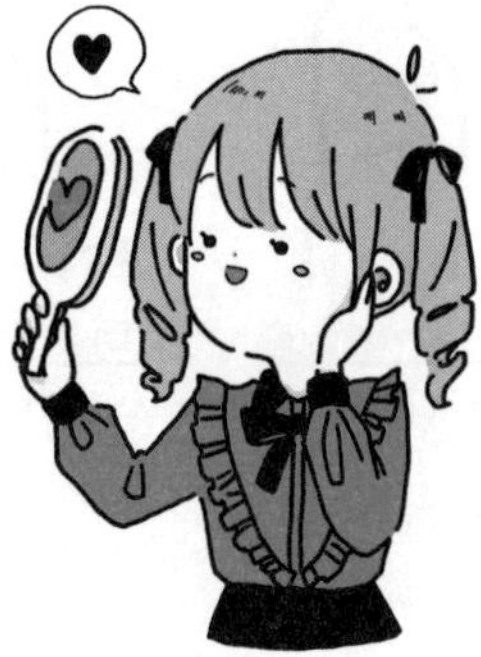

○呼吸が大事なわけ！

呼吸は意識的に自律神経を整える「唯一の方法」です。

つまり、呼吸により、リラックスしたいときに意識的に心も体もリラックスさせることができるのです。

当院では、施術の際、患者さんに「意識して息を吐く」ように伝えています。

吐くことによって自律神経の副交感神経が優位に働き、筋肉がゆるむためです。

また、セルフケアを行う際も同様に、呼吸を止めないで、リラックスした状態でストレッチをするように伝えています。

・呼吸には、「胸式呼吸」と「腹式呼吸」があります。

胸式呼吸は、急激な運動や作業など、活動を高める際に、筋肉や組織に効率的に酸素を送るために強制的に横隔膜や肋骨などを使います。そのときに、呼吸にかかわる首や肩や背中の筋肉（呼吸筋）に負荷がかかります。これが、長時間続くと、首や肩など上半身を緊張させ、首こり、肩こり、頭痛、眼精疲労などの要因になります。

また、横隔膜や胸郭（肋骨）につながっている筋肉が硬くなることで、脳に酸素がうまくいかなくなり、脳は「緊急事態」と判断します。すると、不安感や焦りの感情が「扁桃体（恐怖や不安などの感情を司る）」に伝わり、交感神経が優位になり、血管が収縮し筋肉が硬くなります。これが、肩こりや背中の痛み、首の痛みなどの慢性的な症状の原因です。

一方、腹式呼吸は、ゆっくりとした動きを意識して、横隔膜を上下させ、肋骨を広げ、肺を伸縮することで、胃や腸など内臓のマッサージにもなり、心を落ち着けるリラックス効果もあります。日常生活の中に、意識的に腹式呼吸を取り入れることで、心にゆとりが生まれ、落ち着いた行動ができます。

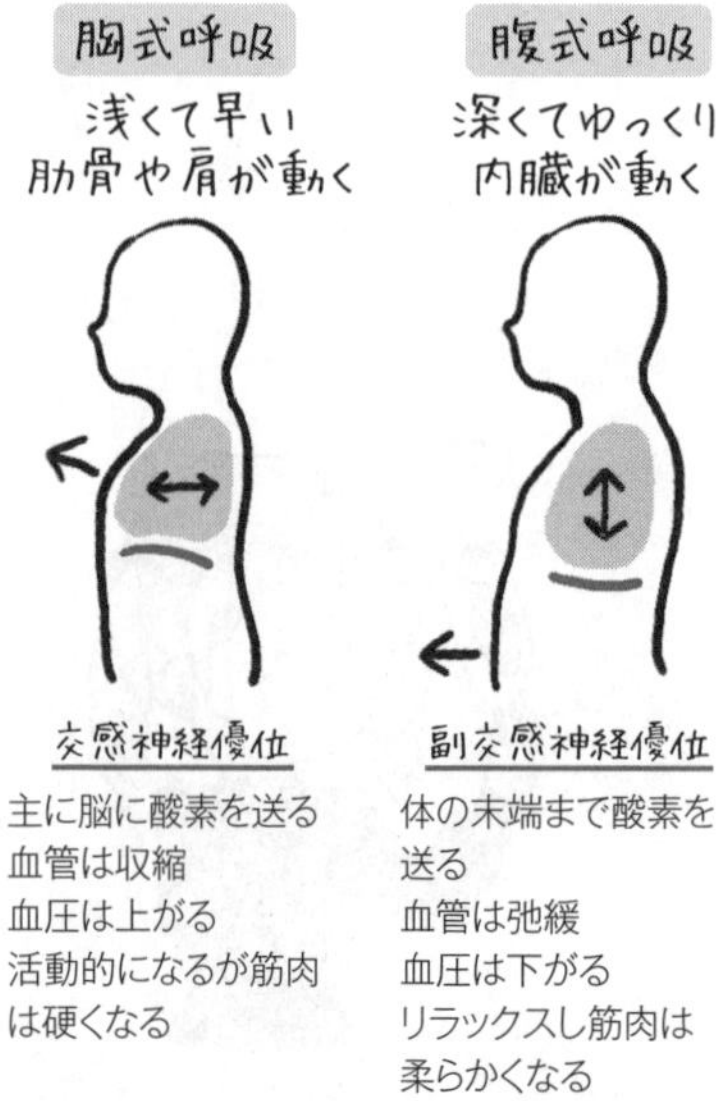

主に脳に酸素を送る
血管は収縮
血圧は上がる
活動的になるが筋肉は硬くなる

体の末端まで酸素を送る
血管は弛緩
血圧は下がる
リラックスし筋肉は柔らかくなる

・腹式呼吸（4・4・8）のやり方

リラックスして、一度、口からゆっくり吐きます。

次に、①鼻から4秒で吸って②4秒止めて体のすみずみまで酸素を送り、③口から8秒でゆっくり吐きます。

この秒数は、体にリズムを覚えさせるためです。リズムをつかんだら、あまり意識しすぎないようにしましょう。

マインドフルネスや瞑想は、呼吸に集中することによって、〝頭の中を空っぽにした状態（今のあるがままの状態を感じる）〟にして、脳のストレスをやわらげる方法です。

そのほか、当院ではセルフケアとして、腹式呼吸の際は、患者さんが体の硬く感じるところや不調を感じるところに「呼吸を送る」ように伝えています。これは、私が以前、体調を整えるために3年ほどヨガを習っていた際に、ヨガの先生から教わった「体を整える呼吸法」を治療に応用したものです。

不調の部位に呼吸を送る意識は、脳に不調の部位をより認識（整える命令を促す）させ、自然治癒力を高めると私は考えています。また、仕事や勉強を開始する前に、一旦、意識を呼吸に集中させることで、気持ちの切りかえがスムーズに行え、作業効率のアップにつながります。

腹式呼吸の姿勢は、ヨガの先生のような理想的な良い姿勢ではなく、お腹を膨らませやすいリラックスした「自分が心地良いと感じる姿勢」が正しい姿勢です。

腹式呼吸を習得できると、心も体もリラックスした状態が常につくれます。

朝起きて、朝日を浴びながらリラックスした姿勢で、目は閉じていても開けていても結構ですから、まずは5分間くらいの腹式呼吸をやってみてください。

そして、家にいるときや仕事をしているときなど日常的に、できるだけ〝腹式呼吸〟を意識してください。

腹式呼吸を行うことで、脳に〝オンとオフ〟を認識させることができ、ストレスの軽減につながります。慣れてくれば、自律神経が乱れている違和感を感じにくくなります。

体が整っている良いイメージができると、心にゆとりが生まれます。

腹式呼吸は、心も体も整える「健康の土台」です。一生続ける気持ちでしっかりと

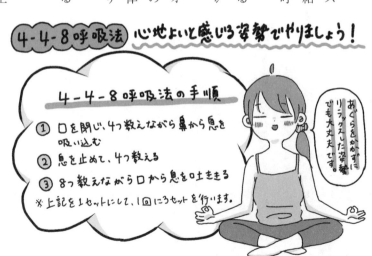

4-4-8呼吸法
心地よいと感じる姿勢でやりましょう！
4-4-8呼吸法の手順
① 口を閉じ、4つ数えながら鼻から息を吸い込む
② 息を止めて、4つ数える
③ 8つ数えながら口から息を吐ききる
※上記を1セットにして、1回に3セットを行います。
あぐらをかかずにリラックスした姿勢でも大丈夫です。

やってみてください。

○意識次第で症状は変わる！

私たちの日常生活の行動の９割は、「潜在意識（無意識）」による行動だといわれています。行動には、〝２つの仕方〟があります。ひとつは〝無意識〟の行動。そしてもうひとつは〝意識的〟な行動です。

たとえば、朝起きて、歯を磨いたり、トイレに行ったり、お化粧をしたりしますが、これはすべてを意識して考えてやっているわけではありません。無意識に近い行動です。

簡単にいえば「習慣」です。

これが〝潜在意識〟による行動です。

潜在意識は、あなたがこれまでに学んだこと、その知識や思考、使ってきた言葉、感じたことや経験などが元になっています。

したがって、脳は行動する際に１から10までいちいち考えることもなく、過去の行動をコピーして、エネルギーを節約するためにパターン化した合理的な行動をあなたに〝無意識に〟とらせているのです。

仮に、日常生活の行動をすべて考えて、意識的に行動したら、脳が疲弊して病気になるのはいうまでもありません。

また、脳は過去の合理的な行動パターンを選択する一方で、未来への強い思いなど、「リアリティの強いイメージ」を〝それ〟として選ぶ性質があります。

つまり、これを症状の改善（治療）に利用すればいいのです。病気になった場合、誰でも不安な気持ちになりますが、大事なのは「必ず治る！必ず治してみせる！」と強く思うことです。

そう強く自分にいい聞かせることで、脳は、「治るイメージ」をリアリティとして強く受け止めるため、無意識にあなたに「治るための行動」をさせるのです。

そして実際に、良い感情は脳のストレスを軽減し、脳を活性化させますので、ホメオスタシス（自律神経系、内分泌系、免疫系）の機能が正常化します。

これが症状の改善が速くなるしくみだと私は考えています。

しかし、あなたの過去の捉え方がネガティブだったり、これまでの行動が消極的だったり、常に過去のことに囚われていると、未来は、今とはさほど変わらず、ネガティブで消極

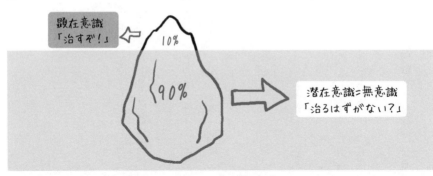

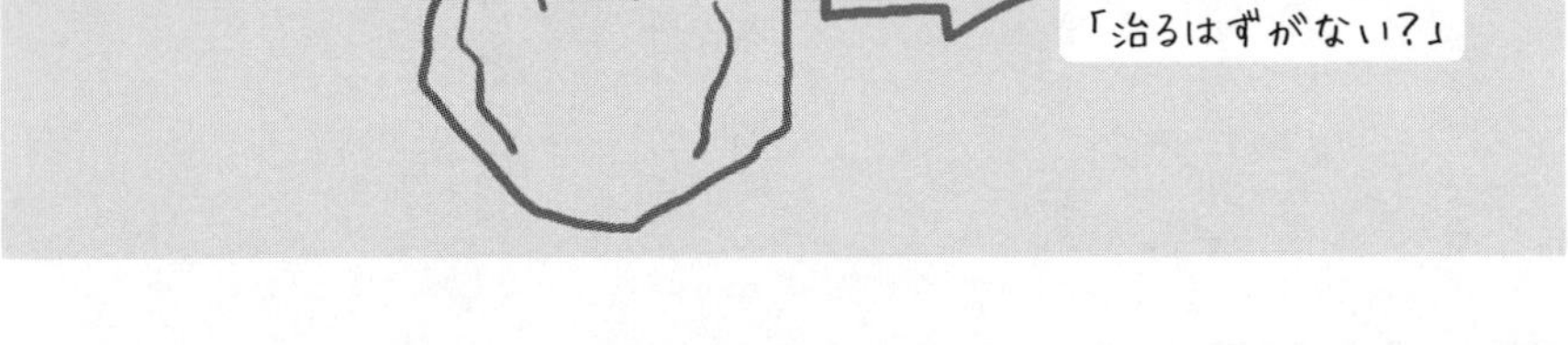

的な状況が続くのです。

つまり、脳が体を管理しているわけですから、健康についても同じことがいえます。

「今まで良くならなかったから、もう治らない」と、ネガティブな思考でいると、脳は慢性的にストレスを受けるため、ホメオスタシスが正常に働かず、症状が長引くと私は考えています。

さらに、ネガティブな思考は、治療に対しても消極的になるため、「治療の機会」を逃がすのです。それでは対応のしようがありません。

このように、意識の持ち方次第で、症状の改善を早めたり、自分で治らない状態をつくり出している場合があるのです。

〝病は気から〟というのも納得できますね。

○頑張らない生き方の提案

「～しなければならない…」を捨てて、「～したい！」で生きてみましょう！

〝心の病気〟といわれる、うつ病、適応障害、不安症などになる患者さんの特徴として、仕事や家事、子育てなどにおいて、「～でなければならない」という捉え方をする傾向があります。

　このように捉えてしまう背景には、その人の「性格」が大きくかかわっています。

　その性格については、几帳面、完全主義、理想主義、頑固、負けず嫌いなど「強気な面」と、内向的、心配性、小心、敏感などの「弱気な面」を持ち合わせています。

　この強気な面と弱気な面のギャップが埋まらないため、その矛盾や葛藤が脳の混乱をまねきます。

　また、「理想の自分」と「現実の自分」のギャップについても同様に、脳に過度のストレスを与えるため、心の病になりやすいと私は考えます。

　したがって、ものごとを考えるときは、「これをしなければならない」と考えず、まずは無心にそれをやってみて、その過程において、〝楽しみの要素〟を見つけて、「心に折り合い」をつけるくらいがよいと思います。

　性格を変えることはなかなか難しいですが「意識を変えること」で、脳の混乱は起きにくくなり、症状を起きにくくすることができます。

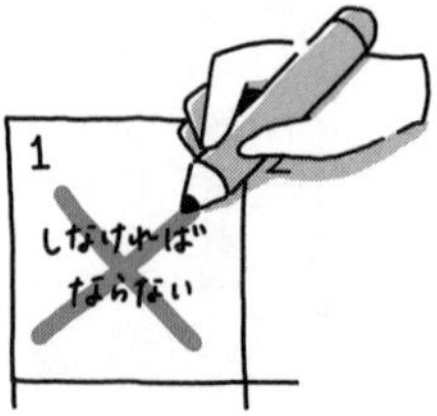

○良い人間関係をつくるヒント

ストレスとうまく付き合うために、できるだけ円滑な人間関係を保つこともひとつです。人と接するときに、できるだけストレスにならないように、次のようなことを心がけてみてください。

1. 誰にでも笑顔で接するよう心がける
2. クヨクヨ、後悔しないために、その場の雰囲気に流されない自分でいる
3. 曖昧な対応をとらず、自分の意見をはっきりと伝える
4. 他人の目を気にせず、何ごとにも自信を持って行動する
5. 感情的になりそうなときは、深呼吸をして気持ちを切りかえる
6. 常に相手の立場になって、冷静に考えてみる
7. ひとりで悩まず、周りの友だちや仲間に相談する
8. 自分を大切にし、自分の価値観を大事にして生きる

○ストレスを減らすヒント

ストレスとうまく付き合うためには、〝自分らしい生き方〟が軸になります。自分らしい生き方とは、〝等身大の自分〟で生きるということです。

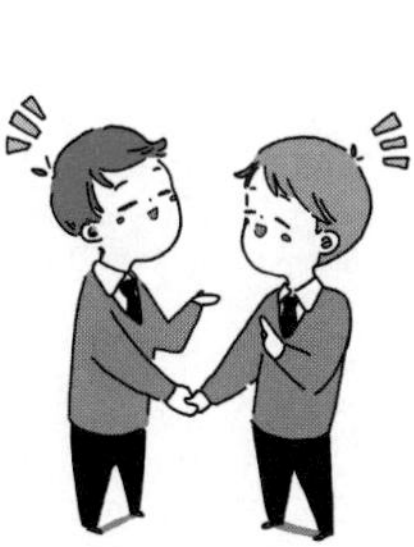

人からどう見られようとも、気にしないという生き方です。

あなたはあなたです。一生あなたただからです。

しかし、社会の中のあなたは、何かしらのしがらみの中で生きているわけです。会社や家族や友だち関係など…

それらに、支えられて生きているのは事実ですが、他人の評価を気にして生きていると、生きていること自体がストレスになります。

そもそも人間には、他者と自分を比較する性質があります。それは「人から認められたい」という自己承認欲求があるからです。

有名なマズローの5段階欲求の4段階にあたる部分です。

マズローの欲求5段階

1 生理的欲求
←2 安全欲求
←3 社会的欲求
←

4　承認欲求
↓
5　自己実現欲求

現代の社会は、1～3は満たされ、4の段階にあるといわれています。

人と自分を比較することは、人間関係上は自然ですが、自分らしさと相反する他者評価の依存度が強くなると、自信のない自分を露呈することになり、行動や態度が消極的になり、それがストレスの要因にもなります。

ちなみに、自己承認欲求の強い人は、次のような特徴があるようです。

1　さみしがり屋
2　目立ちたがり屋
3　自分に自信がない
4　周囲からの評価が気になる
5　人の話を聞かない
6　自分の自慢話が多い

ストレスから自分を守るためには、「自分らしい生き方」を見つけ、等身大の自分で生きるための「自信」をつけることです。

○自分らしい生き方とは？

自分らしく生きるとは、〝自分軸〟を持つことです。

自分軸とは、自分に正直に、信念を持って生きることです。

「お母さんからいわれたから…」とか、子供のうちはそれでもいいですが、大人であれば、「なぜ自分がそれをするのか？（理由）」「なぜそうしたいのか？（目的）」を考えることが必要です。

それが自分軸なのです。

たとえば、会社や組織では、声の大きい人や、組織寄りの大勢の意見が常識的な意見となり、個人は言いたいことを我慢し、行動を制限しがちです。結果として、横並びの「無難な生き方」を選んでしまいます。

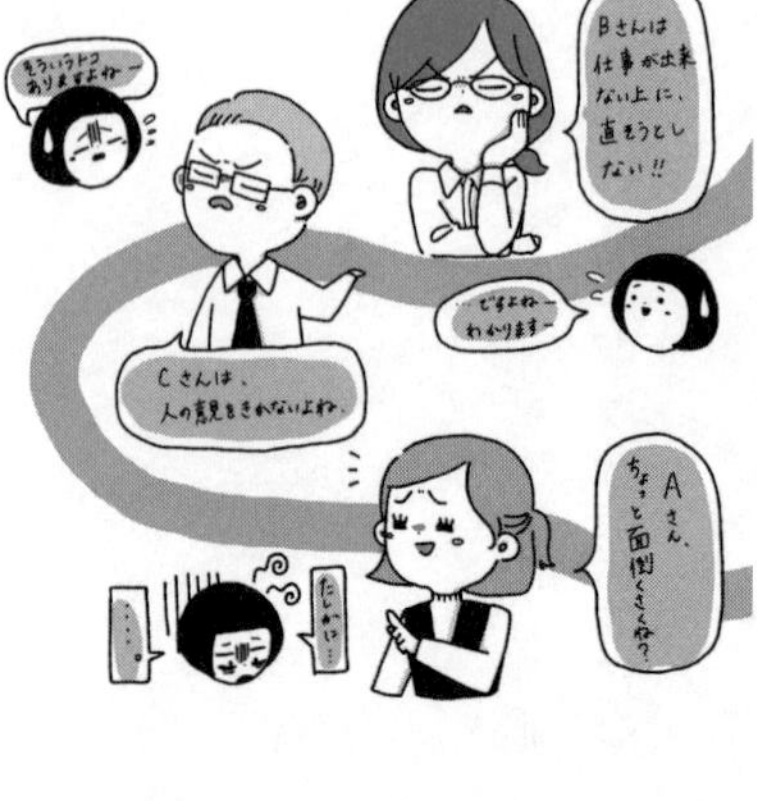
Bさんは仕事が出来ない上に、直そうとしない!!
そういうトコありますよねー
…ですよねーわかりますー
Cさんは、人の意見をきかないよね。
Aさん、ちょっと面倒くさくね？
たしかに…
……

私もサラリーマンを長年やっていたので、理解できます…

しかし、人は誰でも自由に生きる権利があります。我慢してみんなと同じような「無難な生き方」をする必要はどこにもないのです。

一度きりの人生ですから、なおさらです。

あなたは「あなたとして生きること」が、あなたの人生のすべてなのです。

まず自分と〝向き合うこと〟から！

自分らしく生きるために、まずは〝自分と向き合う〟ことです。

どんな状況でも、自分の気持ちに嘘をつかず、しっかりと自分と向き合うことです。その中で、自分に問うことです。そうすれば、自分の考え方や在り方、自分を信じる「信念」が見えてきます。

そして、信念を持って行ったことが、もし失敗に終わったとしても、〝何が良くなかったのか、何が足りなかったのか〟などを検証をして、再び挑戦すればよいのです。自分を卑下して腐ったり、信念を曲げたりしてはいけません。大事なのは、失敗から自分の特性を学ぶことです。チャレンジは、自身の価値を見い出す最高の機会です。

そこに、より自分らしい生き方が見つかるのです。

確固たる考え方を持つ！

自分らしく生きるには、自分の指針となる考え方が必要です。

周囲の目や評価を気にして、その場の雰囲気に流されるばかりでは、いつまで経っても、しっかりとした自分の考えにはいたりません。

自分らしさを明確にするためには、自分の考え方をベース（基準）にして、「それについて、自分はどう考えるのか」「今は何を優先すべきなのか」など、常に自問自答する癖をつけましょう！

自分の考え方を持っていれば、何を聞かれても慌てることなく、自分の主張を伝えられます。そして、相手の考えにも耳を傾けていられるものです。

また、人と考えが違っていたとしても、当然のことと受け止められ、多様な考え方も尊重できるようになります。そこには迷いや不安はありません。

そして心にもゆとりが生まれ、人と話すことにストレスを感じにくくなります。

しっかりとお互いの考えを伝え合うことは、自分らしい生き方でもあり、相手の人生をより良くするものでもあります。

チャレンジすることこそわが人生！（私の座右の銘は「人生冒険」です）

新しいことにチャレンジすることは、知らない世界への視野が広がり、自分の可能性や新たな視点が見つかるチャンスです。またワクワクする心にも出会えます。

さらに、自分に気づきをくれる人との出会いも待っています。

理解者、協力者がいて、はじめて成功の扉が開くのです。

ですから、チャレンジしない理由はないのです。

チャレンジする衝動、エネルギーは、好きなこと、楽しいことが大前提です。

なぜなら、脳を動かし、成功の後押ししてくれるのは潜在意識だからです。

やりたいこと、好きなこと、楽しいことなど、本能や直感の部分に潜在意識は働くのです。

興味、関心のあることに果敢に挑戦し、たくさんの経験を重ねた結果、自分の行くべき方向や進むべき道は必ず見えてくるのです。

成功するか失敗するかは結果論でしかありません。

チャレンジで得られた〝経験〟は、自分らしく生きるための自信になります。果敢なチャレンジこそが、自分らしさを成長させるのです。

ひとり旅で自分らしさを知る！

旅は、日常から解放され、非日常を体験することで脳が活性され、ストレスの軽減になるとても良い手段です。特に、ひとり旅はおすすめです！

ひとり旅の良い点は２つあります。

ひとつは、自分の考えをまとめる機会を得られることです。宿でもよし、移動中の電車の中でもよし。邪魔されることのない空間だからこそ、いろいろな想像を巡らし、あなただけの考えに集中できるのです。

もうひとつは、旅のスケジュールから、その手段や目的、行動まで、すべてをひとりで完結しなければならないため、あなたの考え方の癖や特性がよくわかります。

めんどくささや、こだわりなどです。

何をはぶいて、何に集中するか？ものごとを考えるときの取捨選択の部分です。

つまり、時間の使い方、お金のかけ方など、「あなたの価値観」次第で、旅の良し悪しが決まるからです。

ひとり旅は、「あなたの考え方」を軸に想いを馳せて、「あなたの価値観」を信じて、自由に行動するものです。だからこそ、楽しく、自分らしく生きる練習にはとても良いのです。

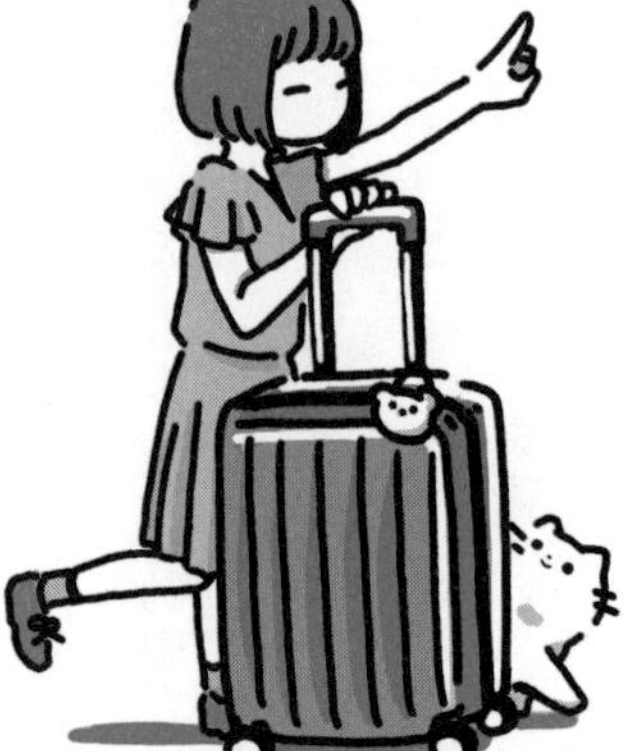

理想の人に成りきる！

「あなたらしい生き方をしていますか？」って、たずねられたら、きっと自分のこれまでの生き方を振り返るでしょう。

それが納得ができていて、すばらしいものであれば、何もいうことはないのですが。

もし、これまでの生き方に納得がいかず、「もっと自分らしい生き方がしたい！」と、考えているのであれば、あなたが理想とする生き方をしている人の考え方や習慣をまねしてみるといいでしょう。まねをすることはプライドが許さないとか、自分のことは自分でやるべきではという考えはいったんおいておきましょう。

守破離《しゅはり》といって、武道や華道をはじめとする芸術の世界で、弟子が師匠の技や教えの型を一から学び、独自の型を生み出し、元の型を守りつつ成長し、原型から離れていくさまをあらわした言葉があります。

ビジネスにおいても、尊敬する先輩の仕事ぶりをまねして自分のものにしていくということがあります。

つまり、より自分らしい生き方を進化させるためには、理想とする生き方をしている人のまねをすることは、ごく当たり前のことであり、最も堅実な方法なのです。

仲間を得ることで道が広がる！

同じ考え方や同じ志を持った仲間と、同じ目標に向かって、切磋琢磨することで、自分の特性や自分にしかできないことに気づけます。

それが、自分らしく生きる核となります。

また、気心の知れた仲間と環境をともにすることで、精神的な安定と、高いモチベーションを維持できます。また、ひとりではなし得ないことも実現できるようになります。

人生の時間は〝有限〟です。

ひとりで、苦手な分野でつまずき、悩み、立ち止まるよりは、仲間の力を借りて、自分の得意分野に効率的に時間を使えば、ストレスも少なく、一気に目標に近づくことができます。仕事もプライベートも、〝人生のよきパートナー〟に出会えれば、お互いに自分らしい生き方ができるのです。

そして、お互いを尊重し、認め合うことで、人生をさらに楽しめるようになります。

○健康になるためのヒント

健康になるためには「免疫力アップ！」

新型コロナウイルスは、ここ数年で、私たちに恐怖や不安など、ネガティブな意識を植え付け、私たちの生活習慣や考え方、価値観までも変えてしまいました。

人は考え方や思考が変わると、行動が変わり、行動が変わると習慣が変わります。

実際、不安なニュースや情報は、思考をネガティブにし、活動や行動を鈍化させます。

そして行動が止まると、ネガティブな思考がループしてしまうのです。

コロナ禍のテレワークや行動制限が「悪しき習慣」のきっかけになっています。


健康面においては、生活のリズムの乱れにより、心や体の状態が崩れます。心身のアンバランスな状態は、脳や腸にストレスを与え、〝免疫力〟を低下させます。

今は、新型コロナウイルスに対抗する手段としてワクチンが有効とされています。

しかし、本来は、ウイルスや細菌などに対抗するために、私たちの体には〝自然免疫や獲得免疫〟という「免疫システム」が備わっています。

現状、年に数回も打たなければならないワクチン接種の副反応などのリスクを考えると、本来は「自らの免疫システム」をフル活用することが、真の意味では、病原体やウイルスに勝つための最も有効な手段なのです。

○明日からできる「免疫力アップ！」の具体的な方法

免疫力を高める習慣

・適度な運動（筋肉量を維持）
・ストレス発散（楽しいことをする）
・ポジティブな思考（人生を楽しむ）
・腸活（発酵食品＋食物繊維＋腸を冷やさない）
・ビタミンＡ・Ｃ・Ｅ＋タンパク質
（動物性＋植物性）をとる

免疫力を下げる習慣

・激しい運動
・睡眠不足
・不規則な食事や偏食
・過度で慢性的なストレス
・ネガティブな思考
・運動不足（日中ゴロゴロ過ごす）
・昼夜逆転の生活（夜勤や夜更かし、二度寝や朝寝坊）
・過度の飲酒（体を冷やす）

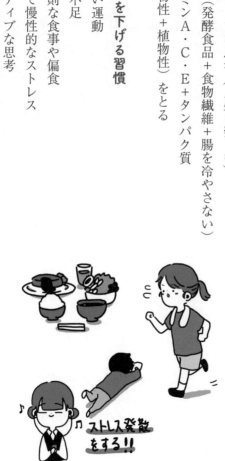

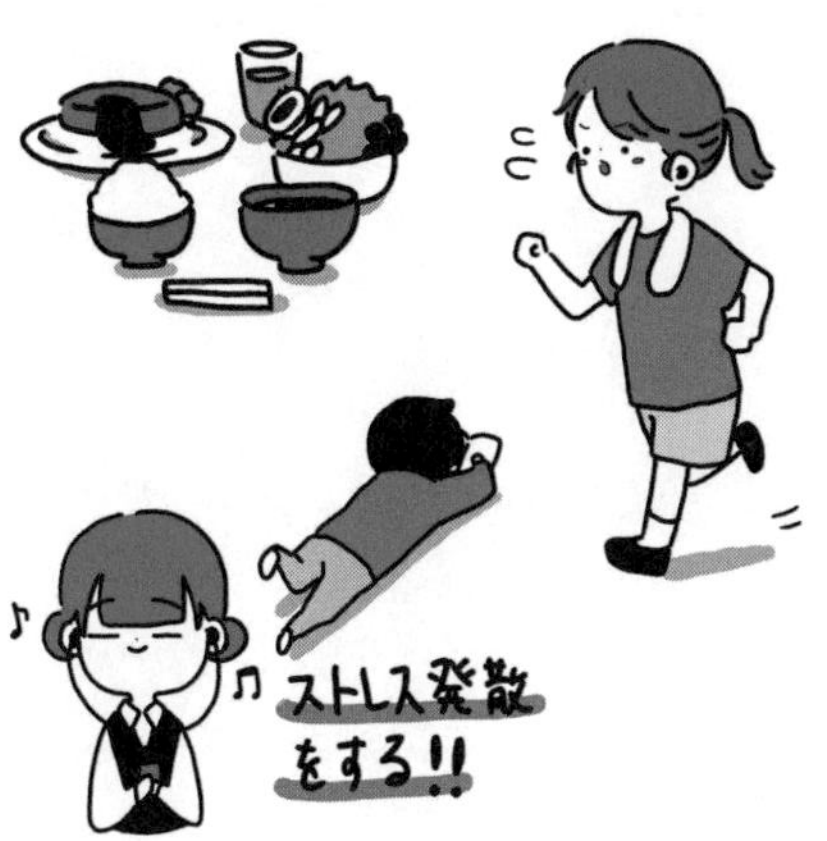

この「免疫力を高める習慣」は、紀元前5世紀にエーゲ海のコス島に生まれたギリシャの医師、ヒポクラテス（科学に基づく医学の基礎をつくった「医学の祖」）が唱えた【健康になるための4つの生活要素（睡眠、栄養、運動、心身のくつろぎ）】に通じるものなのです。

第4章では、いよいよ！「ハイブリッド整体」についてお伝えします。

コラム　ストレス耐性を高める「山登り」

以前、登山をしたとき、帰り道の途中で道に迷い、気づいたら山道から外れてしまい、不安でストレスが〝ＭＡＸ状態〟になったことがありました。

何とか山道に出ようと、必死に歩き回っているうちに、日も暮れてきて体力も限界でヘトヘトに…

そんな中、下山できそうな山道が見つかったとき、一気にストレスから解放された〝あの安堵感〟を今でも鮮明に覚えています。

そして、下山後に、駐車場にポツンと、停まっているマイカーを見たとき、私を待ってくれたのかと、とても愛おしくなりました。

さらに、車を走らせ、コンビニの明かりを見つけたときは、何ともいえない〝日常の暖かさ〟を痛感しました。

ストレスは、ときに、体を疲労させ、心を絶望へと向かわせます。

しかし、そのストレスから解放されたとき、何ともいえない〝幸福感〟を味わえます。

だからこそ、人はストレスを感じながらも、目標の達成のために歩み続けられるのだと思います。

人はこのように、ストレスとうまく付き合いながら、心が揺れ動き、日々生かされているのだなと思います。

私にとって山は、現実と非現実の境をさまよっているような不思議な空間で、独特な緊張感が味わえる場所です。

そして、危機管理のための事前準備の大切さと、とっさに危機に対する判断を迫られる精神修行の場所です。

皆さんもストレス耐性を強くするためにぜひ山に登ってみてください。

最悪のケースを想定した万全の危機管理の準備は忘れずに！

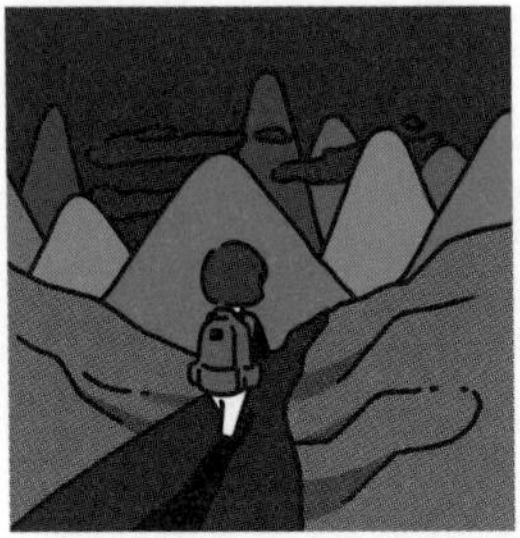

郵便はがき

112-0005

恐れ入りますが
切手を貼って
お出しください

東京都文京区水道 2-11-5

明日香出版社

プレゼント係行

感想を送っていただいた方の中から
毎月抽選で10名様に図書カード(1000円分)をプレゼント!

お名前《ふりがな》	
ご住所	郵便番号 (　　) 電話 (　　) 都道府県
メールアドレス	

＊ ご記入いただいた個人情報は厳重に管理し、弊社からのご案内や商品の発送以外の目的で使うことはありません。
＊ 弊社 WEB サイトからもご意見、ご感想の書き込みが可能です。

明日香出版社ホームページ https://www.asuka-g.co.jp

ご愛読ありがとうございます。
今後の参考にさせていただきますので、ぜひご意見をお聞かせください。

本書の
タイトル

年齢：　　歳	性別：男・女	ご職業：	月頃購入

● 何でこの本のことを知りましたか？
① 書店　② コンビニ　③ WEB　④ 新聞広告　⑤ その他
(具体的には →　　　　　　　　　　　　　　　　　　　　　　　　)

● どこでこの本を購入しましたか？
① 書店　② ネット　③ コンビニ　④ その他
(具体的なお店 →　　　　　　　　　　　　　　　　　　　　　　　)

● 感想をお聞かせください

① 価格	高い・ふつう・安い
② 著者	悪い・ふつう・良い
③ レイアウト	悪い・ふつう・良い
④ タイトル	悪い・ふつう・良い
⑤ カバー	悪い・ふつう・良い
⑥ 総評	悪い・ふつう・良い

● 購入の決め手は何ですか？

● 実際に読んでみていかがでしたか？（良いところ、不満な点）

● その他（解決したい悩み、出版してほしいテーマ、ご意見など）

● ご意見、ご感想を弊社ホームページなどで紹介しても良いですか？
① 名前を出して良い　② イニシャルなら良い　③ 出さないでほしい

ご協力ありがとうございました。

第4章

整体にできる“最善”の治療

第3章では、自律神経失調症を治すために、原因である「ストレス」との付き合い方をお伝えしました。次は、自律神経失調症と戦う（治す）ためには「サポート」が必要です。

つまり、実際の治療（サポート）を知ることが大事です。

第4章では、自律神経をどうやって整えて、どのように症状を改善していけばよいのかを、当院で行っている「寄り添う問診（カウンセリング）」と「ハイブリッド整体（治療）」を例に、整体にできること（最先端の自律神経治療）をお伝えします。

○治療の土台は「寄り添う問診」

問診は、患者さんの立場になって聞く、〝患者さんの目線〟で伝えるのが基本的です。

しかし、一番大事な患者さんに「寄り添うこと」を忘れる医者も多いようです。

5分診療に見られる経営を優先した業務の効率化などにより、医者はますます〝人間味〟を失いつつあります。

このことは、病院で診察を受けた人なら、誰しもが当たり前に感じていることだと思います。だからといって、見過ごしてよいものではありません。問診は患者さんとはじめて出会い、患者さんを知るための最も大事な時間です。

患者さんは、〝藁をもつかむ思いで〟専門家にしっかり話を聞いてもらいたいと願っているのです。そして、先生によきアドバイスと最善の治療法を期待しています。寄り添うとはほど遠い対応に失望し、みじめな気持ちで帰してはいけないのです。

当院に通われている患者さんは私にこう訴えます。

「少しでも話を聞いてくれるだけで、安心するし、元気にもなれるのに、問診では話す時間がほとんどない…」さらに、患者さんは私に愚痴ります。「病院はカルテをつくり、検査をして、薬を出すところでしかない…」

私はこのような話を聞くたびに、胸が痛みます。

対応した医者も同じ人間ですから、患者さんは少しでも話を聞いてもらえば、ふさぎ込んだ気持ちが楽になることはわかっているはずです。

医者には、もう少し患者さんの立場になって、多少なりとも「寄り添う気持ち」を持って、問診にあたってもらいたいと切に願います。

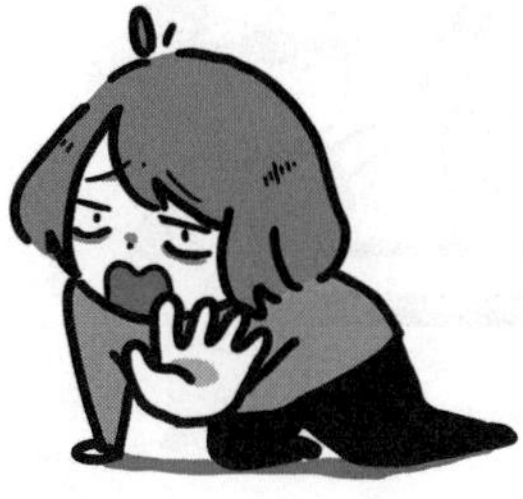

○寄り添うとは？

患者さんにとって〝寄り添う〟とは患者さんがいつでも相談できる人が、手の届く距離感にいる安心感だと思っています。

言いかえれば、心の距離を近づけることだと思います。

また、寄り添うとは、「親身」になるということでもあります。


私にとっては、患者さんの不安をできるだけ少なくして、症状をできるだけ改善するために、一緒に治していこうと思う当たり前の気持ちが親身です。

患者さんは寄り添われていること、ひとりではないことを実感することで、治療を自分ごととして意識し、治療やセルフケアに取り組む姿勢や意欲が生まれるものです。


当院では、初診での問診は、最低でも1時間は行います。

その中身は、まず、しっかりと「患者さんが私に伝えたいこと」を聞くことです。

そして、それを踏まえたうえで、患者さんに、今、

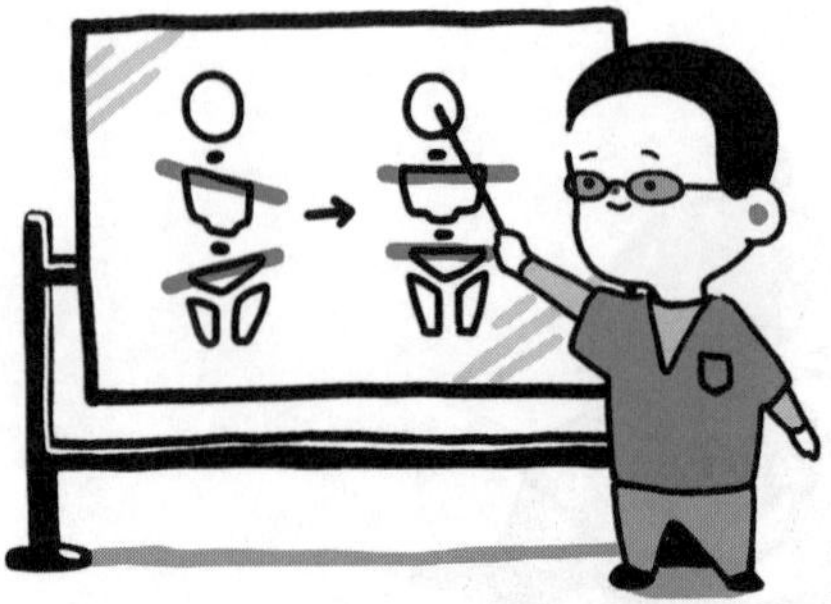

最も必要な考え方や治療の内容をホワイトボードを使い、わかりやすく絵や図解などして説明します。

これが他院との違いであり、５分診療との明らかな違いです。

私にとって、この瞬間が患者さんとの心の距離を近くし、「信頼関係」を築く大事な時間です。

また、初回の施術後には、患者さんとＬＩＮＥなどを使い、院内で聞けなかったことや、ちょっと気になることを気兼ねなくやりとりをします。これにより、患者さんは悩みが減り、気分がかなり落ち着きます。

希望される患者さんには、私の個人ＬＩＮＥをお伝えして、24時間、３６５日いつでも、相談できるようにしています。

いつでも、何でも相談に乗ってくれる先生がそばにいることが患者さんにとっての支えであり、安心なのです。

第5章で、正しい治療院の選び方や私たち治療家についてお伝えしています。

○主役は患者さん！

「私が治します！」と、ホームページなどでうたっている先生がよくいます。

でも本気で「私が治す」と考えていたら、それは誤解です。

カウンセリングや治療は、治るきっかけを与えているだけです。

実際は治すのは体であり、患者さんの治ろうとする意識と、体に備わっているホメオスタシス（生体恒常性）によるところが大きいのです。

そもそも人間の体は、治療をするだけで治るわけではありません。

誰にでも心があり、さまざまなストレスにより、常に心に大なり小なり感情の波が起きています。

仕事を頑張りすぎたり、心配ごとを常に考えていたりすると、過度のストレスが脳にかかり続けて、脳の処理能力が限界を超えて、心や体にバグ（エラー）が起きます。

このバグが起こるのは、心が先で、次に体が崩れるのが自然な流れです。

特に、精神科や心療内科に通われて、自律神経失調症やうつ病などと診断された人は、脳への過度なストレスにより、心が大きく乱れている状態です。

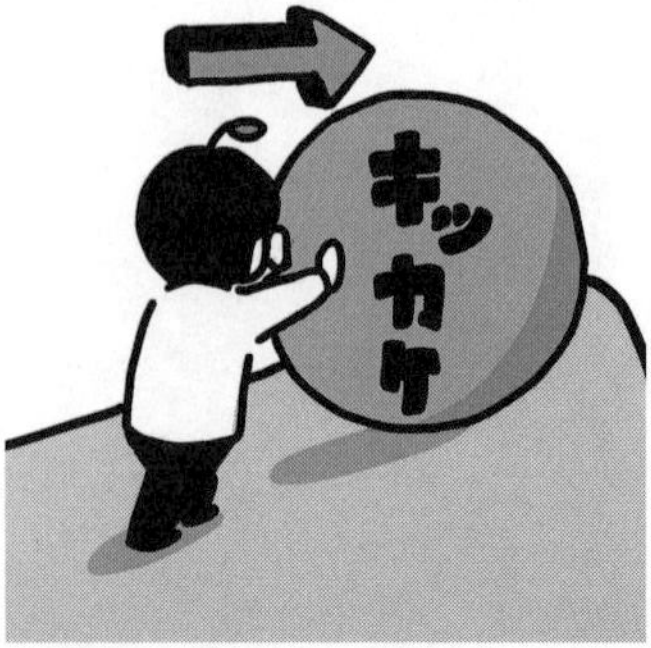

そんな状態で、体を治療（施術）しても、一時的には変化はあっても、体に起きている症状はそう大きくは変化しません。したがって、まずは、患者さんの「心の状態を知る」ことです。

一般的な病院などの問診やカウンセリングは、システマティックになっているため、短時間に、患者さんから効率的に情報を聞き出そうとします。

そもそもここが間違っています。

たとえば、心療内科ではこんなことを聞かれます。

・どんな症状が、いつから、どんなときに出ているのか
・今までにその症状に対して治療を受けたことがあるか
・現在、飲んでいる薬があるか
・今まで大きな病気にかかったことがあるか
・家族のこと
・仕事のこと
・生活のこと
・食事をとれているか
・睡眠をとれているか

などです。

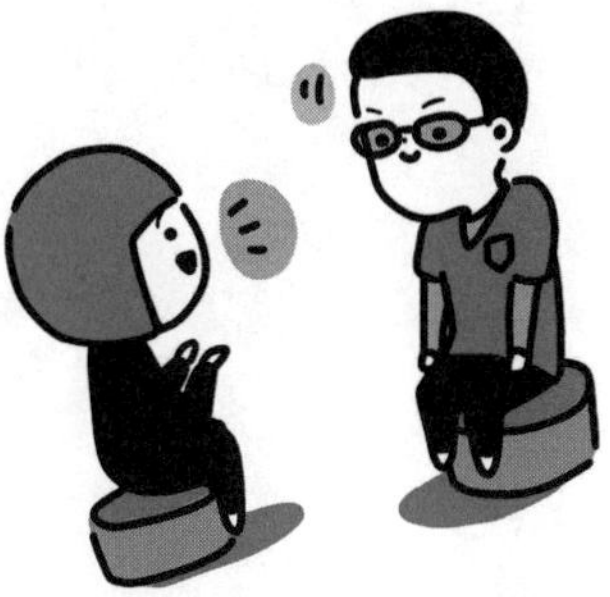

人により、知能検査やエコグラム（性格検査）を行う場合があります。

これで、本当に患者さんの伝えたいことを正しく受け止められているのでしょうか、はなはだ疑問です。

心に変調をきたしている人が、自分の現状を冷静に捉えて、正しく伝えることはかなり難しいことです。付き添いの方から聞く場合もありますが、表面的なことしかわかりません。大事なのは、聞き出すだけではなく、「見つけ出し、感じ取ること」です。

患者さんが先生に最も求めていることは、患者さんのことを**わかろうとする気持ち**と**真摯に向き合う態度**です。

ここをしっかりわかっていないと、患者さんとの信頼関係は永遠に築けません。

ただ、注意が必要です。

患者さんとの信頼関係がある程度築けたとしても、患者さんはすべてを話してはいないということです。問診自体の緊張もありますが、患者さんは今、自分が気になっていることと、意識していることしか話さないのです。潜在意識の部分は話せていないのです。

この潜在意識の部分がとても大事なのです。

それは、人は大部分の行動を無意識に行い、それが常態化、習慣化しているからです。

こちらは、その部分まで読み取っていかなければ、患者さんのことを本当にわかったことにはならないのです。

この部分を読み取る方法は、先生によっていろんな方法があると思いますが、私が行う方法は、まずは、患者さんのこれまでの出来事や育った環境、性格が形成される過程となる話の内容などから、ひとつの人物像をつくり、患者さんの今の意識や感情をそれに乗せていきます。

目の前の患者さんと話しながら、一方で、患者さんの心の深い部分に入り込んでいくイメージです。

表現としては、心をシンクロ（同調）して、患者さんの「過去を一緒に旅する感じ」です。これは、自律神経失調症に必要な「全人的治療[注]」に近いものかもしれません。

注）全人的治療：特定の部位や疾患に限定せず、患者の心理や社会的側面なども含めて幅広く考慮しながら、個々人に合った総合的な疾病予防や診断・治療を行う医療。『大辞林第四版』（三省堂）より引用。

私はこうして、その場で感じた内容を患者さんにフィードバックし、内容がどうであったか、それについて何か「気づき」があったかなど、率直な感想を聞きます。

このタイミングで、大体の人が安堵の表情になり、中には泣き出される人もいます。「はじめて自分のことをわかってもらえた」と、よく言われます。

私の治療方針は、

事務的に話を聞くのではなく、患者さんに寄り添って、積極的にこちらから「見つけ出そうとする姿勢」を大切にすることです。

具体的にいうと、

1. 分析したデータをただ伝えるのではなく、自分で感じ取ったものを、患者さんにフィードバックしながら伝える。

2. 患者さんの心や体が解放される心理面を洞察し、より良い方向に変わる道筋を創造しながら、その変わる「イメージを共有する」ためには、どのような方法で伝えたら、一番伝わるのかを考える。

3. 図解やイラストなどを使い、患者さんがイメージしやすいように具体的にわかりやすく伝える。

○しっかり考え抜く！

私の場合、ぐっと目を閉じて考え、脳に負荷をかける感じで行います。穏やかに集中することで、自然と「心の目」が開きます。皆さんはこれを直感、インスピレーションと呼んでいるかもしれません。

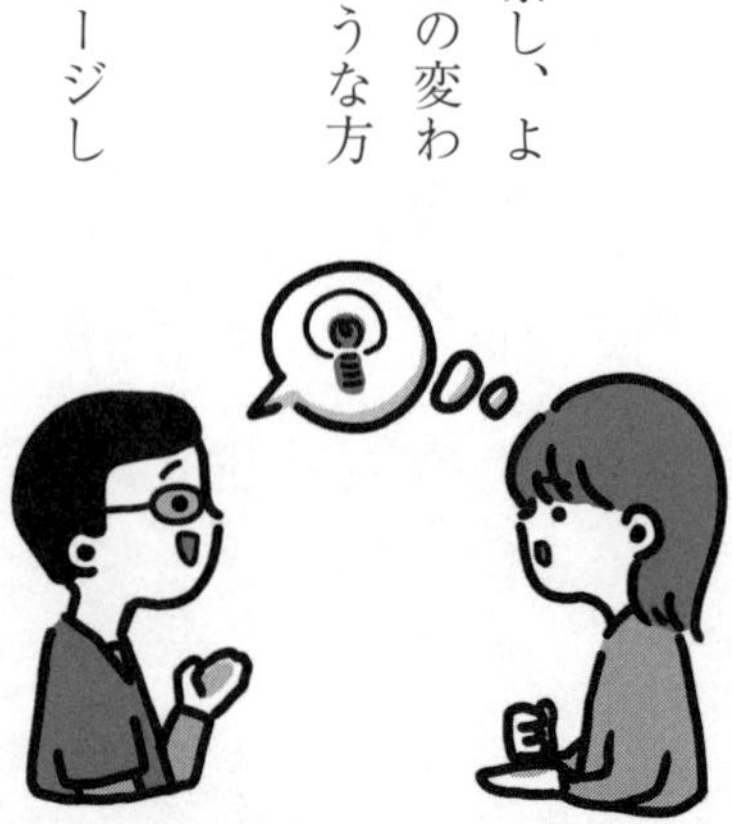

自律神経失調症は、見えないところに不調の原因があります。

だからこそ、治療においては「クリエイティビティ（創造力）」が必要になるのです。

私は、心の目で見たもの（感じ取ったもの）を、患者さんにイメージしやすいように、「絵や図」を書いてできるだけわかりやすく伝えています。

こうしたしっかりとした問診やカウンセリングを行わないと、**患者さんが求めている良い心や体の状態**にはなりにくいのです。

治療の答えは患者さんが持っていますから、患者さんが答えを教えてくれるまでしっかり聞くのです。ここをしっかりと理解できていれば、５分診療の弊害の症状と治療のミスマッチは決して起こりません。

これは新規の患者さんからよく聞く話です。

「今、通っている所の先生は、すごくいい先生で、一生懸命に治療してくれています。しかし、あまり良くなっていなくて…」

多分、この先生は、内心、「どうして良くならないのか？」悩んでいるはずです。これでは、先生に付き合わされている患者さんが不幸です。

「姿勢が良くなれば、痛みがなくなる」治療は、治療のすべてではないということです。

「主役は患者さん」です。

良い治療とは、施術後に患者さんが、心も体も納得いく状態になることです。

患者さんが悩み、困っている状態から、問診をして治療をして、自力でセルフコントロール（心の動き）、セルフケア（体の動き）ができるまでをサポートすることが私たちの役目です。

患者さんは、最善の治療を受けて、教えられたセルフケアを症状がなくなっても、毎日、習慣化するまで真剣に取り組むことが大切です。

私は、毎回の治療の中で、患者さんが自ら行動しようとするきっかけとなる「言葉」を伝え続けています。

○「ハイブリッド整体」とは？

ハイブリッド整体とは、「手技」による関節の矯正と、「機器」による施術のよいところをあわせて、より効果的な治療に進化させたものです。

そもそもなぜ？関節の矯正を行うのでしょうか？

体の根幹、中心にあるのは骨格であり、骨と骨とのジョイントが関節です。

体には常に重力がかかっているため、筋肉と連鎖して関節が体のバランス、重心を整えています。関節はとても重要な部位だからです。

しかし、外傷や疲れ、ストレスなどから姿勢が崩れ、体に必要以上の負荷がかかると、関節の動きは悪くなり、場合によっては動かなくなります。

これらの関節のズレによる神経圧迫の不具合を、カイロプラクティックでは**サブラクセーション**といいます。首や背中のサブラクセーションは、全身におよぶ痛みやしびれ、特に「自律神経失調症の原因」となります。したがって、触診をして関節にズレがある場合は、関節を矯正をして「脳からの神経の流れ」を整える必要があります。

○手技による施術について

体の全体の土台は「骨盤」です。また上半身の土台は「肩甲骨」です。

体全体のゆがみによる不具合や不調については、骨盤とつながっているお尻や腿の部分などを施術します。

上半身のゆがみによる不具合や不調については、首、肩甲骨、背中につながっている広背筋や僧帽筋などを施術します。

息苦しさや背中や胸の痛み、内臓などの不調については、「横隔膜」を施術します。

横隔膜は上下することで、肺を動かしたり、内臓を動かしています。

したがって、自律神経の乱れによる胸やお

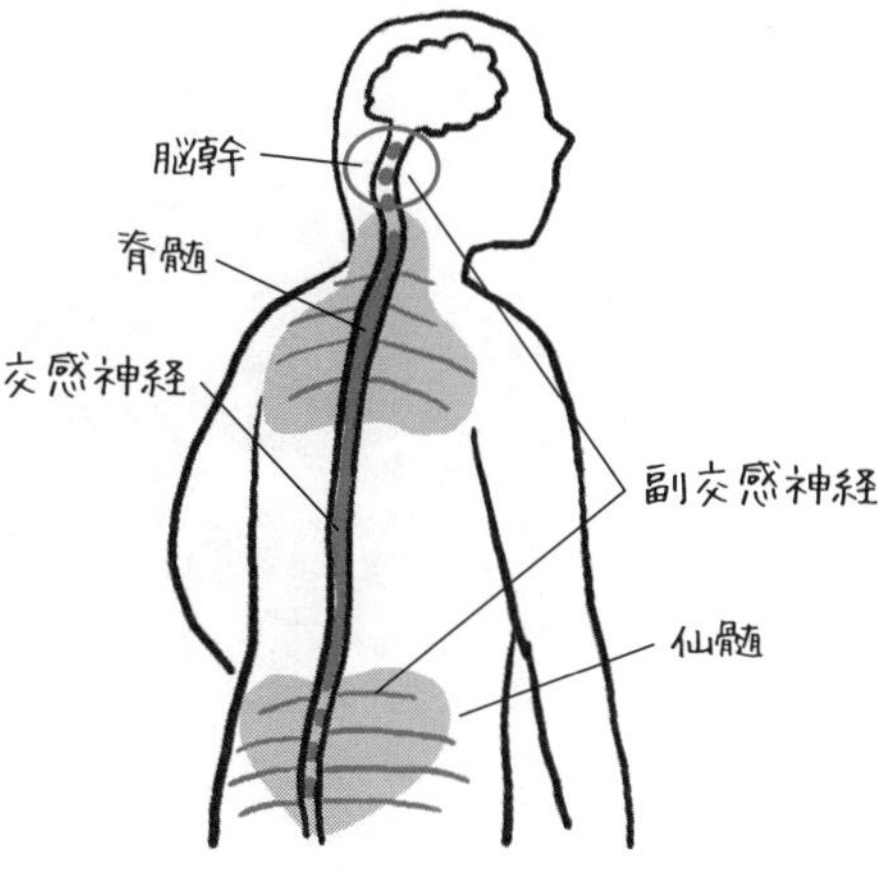

腹に不調がある場合は効果的です。

また、末梢神経である「自律神経」は、背中から腰のあたりまで背骨の中を通っています。自律神経系の交感神経は背中（脊髄）のあたりから出ていて、副交感神経はお尻の上あたり（仙髄）から出ています。したがって、自律神経を整える施術の部分としては、背中の「胸椎」と腰の「骨盤」を中心に行います。


そして、意外と見落としがちなのが「手足」です。実はかなり重要な部位なのです。

それは、足の指の小さな関節でも、可動域が狭くなると、走り方や歩き方が変わり、身体全体のバランスが大きく崩れるからです。

さらには、その補正作用として、体の土台、バランサーである「骨盤」や「肩甲骨」でバランスをとろうとするため、土台自体もゆがむのです。それが腰痛や肩こりの原因にもなります。

また、手の指の関節の可動域が狭くなると、細かな作業がしづらくなるため、その補完作用として、手首から肘、肘から肩へと関節のズレが起こるのです。

その結果、首や肩の痛みや、肘や手首や指のしびれが起きる原因にもなります。


当院で必ず診るのは、首（頸椎）の関節のズレです。

首の関節のズレは、全身への神経の流れに影響するため、全身のゆがみにつながるのです。また、顎や顔のゆがみも引き起こすため、首の施術は特に重要です。

セルフケアについては、基本的には私が施術で行っていることをまねしてやってもらえば大丈夫です。

体の触り方のポイントは、〝力の入れ具合〟です。

一度、私の施術を受けてもらえば、触る強さがわかりますので、セルフケアができるようになります。

注意することは、同じところを強くしつこくやりすぎないことです。

○機器を使った施術

当院のハイブリッド整体は、手技とあわせて、機器による顔の施術を行います。

人間の体をすべてコントロールしているのが中枢神経である「脳と延髄」です。

そして、体の情報を脳に伝えて、脳からの命令を体に伝えているのが、体中に網目のように張り巡らされている末梢神経です。末梢神経には自律神経も含まれていま

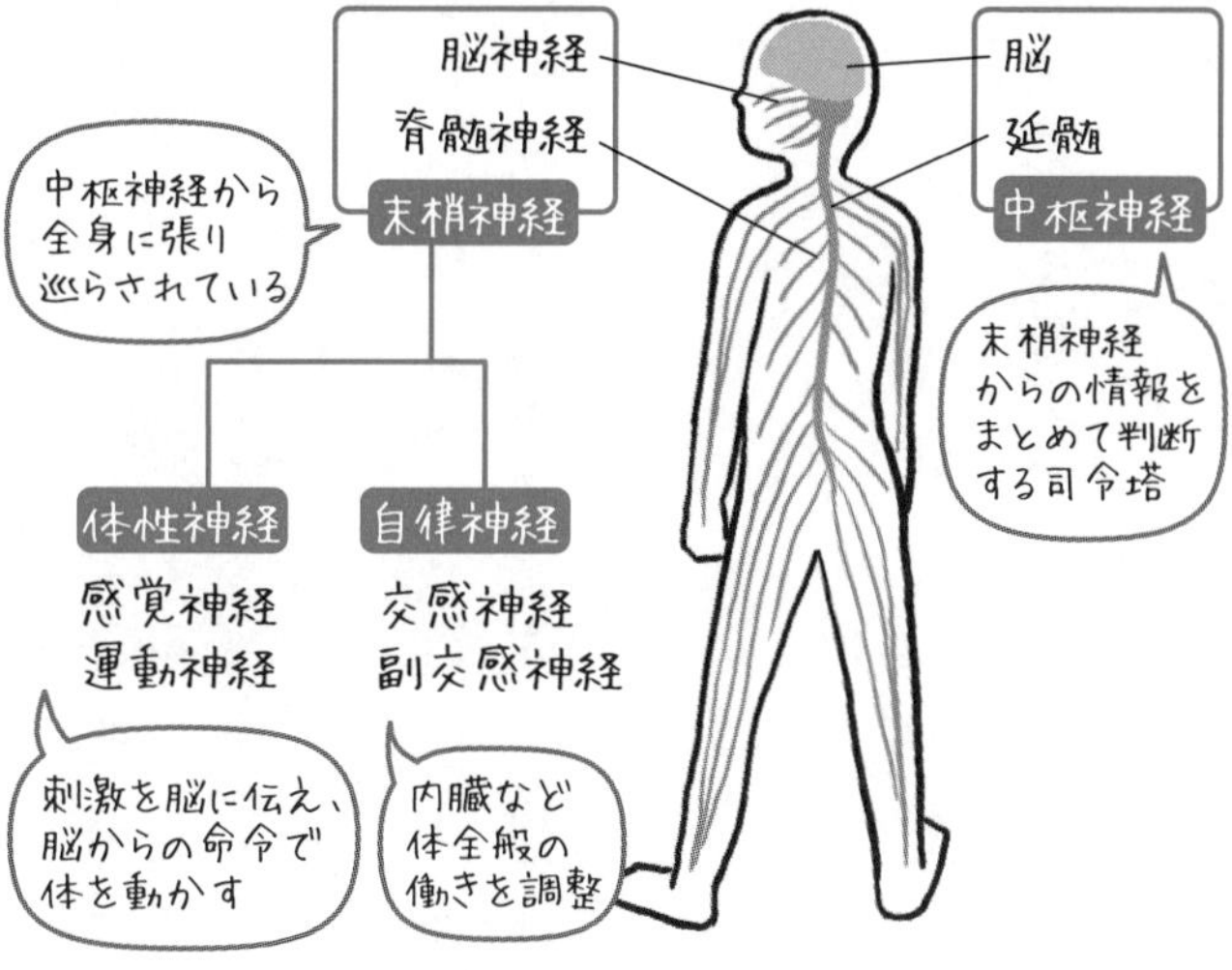

す。

したがって、自律神経の不調に伴う体全体のゆがみや痛みの不調がある場合は、脳にアプローチすることがとても有効です。

脳神経と密接に関係している感覚神経は「顔」に集まっています。

特に密接な関係にあるのが、顔にある「三叉神経」です。

三叉神経は耳の後ろから放射線状に、「目のまわり」、「頬のあたり」、「顎」にかけて3方向に分かれています。ここへ専用の機器を使い、ソフトな刺激を与えます。この施術は自律神経失調症の治療に非常に有効です。

○脳へのアプローチのしくみ

顔には、喜怒哀楽の表情をつくるため、30種以上の筋肉や三叉神経や顔面神経などがあります。

特に目や頬や顎のまわりには、脳神経とダイレクトにつながっている神経があります。

したがって、顔の特定の場所に刺激を与えることで、脳神経が正常化して体全体のバランスが整います。

三叉神経は、脳神経の中で最大の神経で、「顔の感覚」を脳に伝える末梢神経として、皮膚にくまなく分布しています。

機器を使い、三叉神経の分布箇所をピンポイントで刺激すると、脳各部や全身からの感覚が集まる視床に刺激の情報が伝わり、さらに、**自律神経をコントロールしている**視床下部にも刺激の情報が伝わります。

三叉神経は触覚、痛覚、温度覚の感覚情報のセンサーであり、３方向（①②③）に枝分かれしています。

①目の周り、②頬から耳、③顎のあたりに分布しています。

①目の周りの施術

三叉神経は眼神経にも分かれています。

特に、目は12の脳神経のうち、４つとつながっていますので、目の周りを施術することで、脳神経を正常化することが期待できます。

また目の周りには、顔や頭の骨が隣接しているため、施術により顔や頭のバランスが整います。

②頬から耳を施術

三叉神経は上顎神経にも分かれています。

内耳神経や聴覚神経は、平衡感覚を保つた

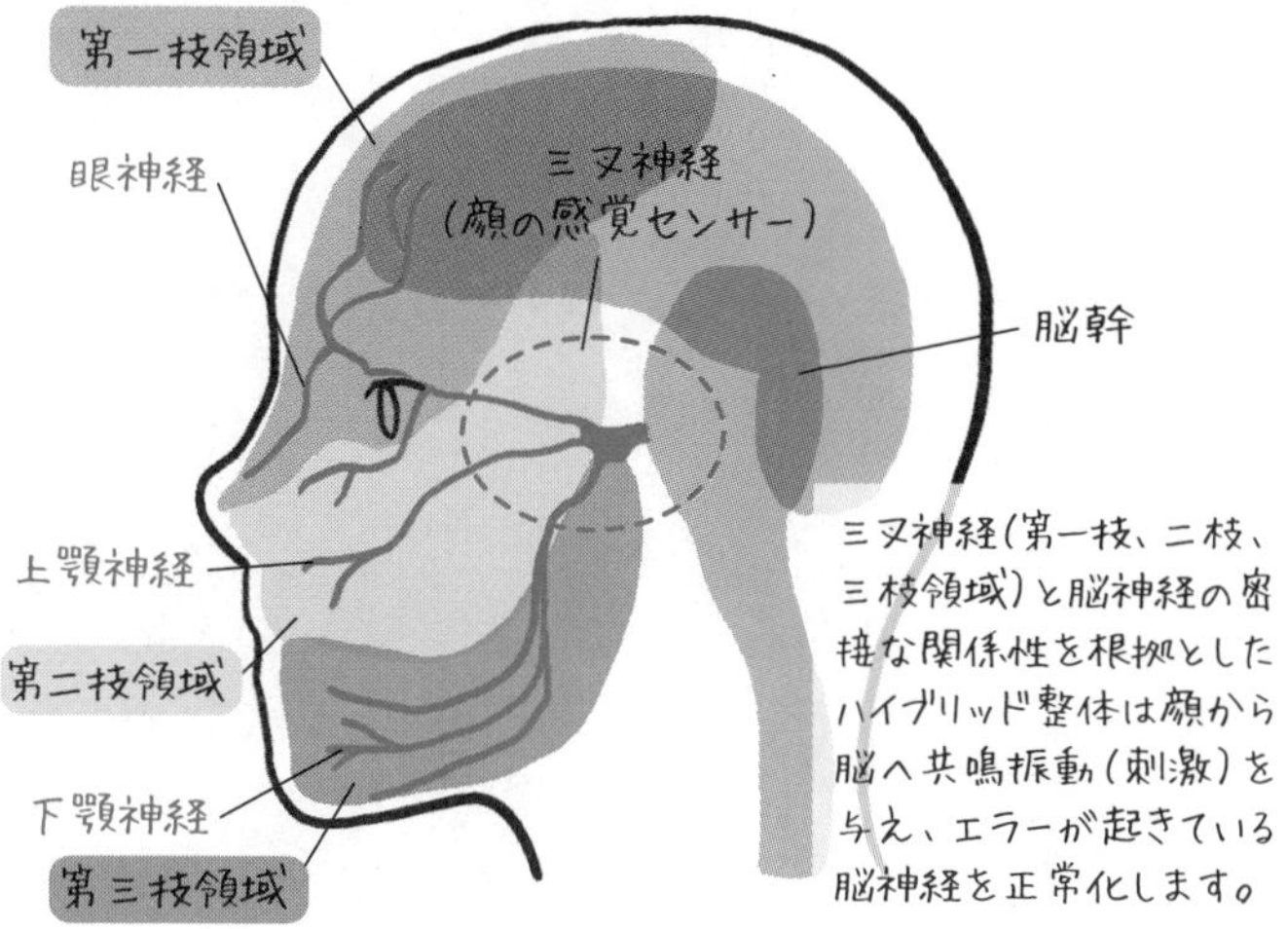
第一枝領域
眼神経
三叉神経
（顔の感覚センサー）
脳幹
上顎神経
第二枝領域
下顎神経
第三枝領域
三叉神経（第一枝、二枝、三枝領域）と脳神経の密接な関係性を根拠としたハイブリッド整体は顔から脳へ共鳴振動（刺激）を与え、エラーが起きている脳神経を正常化します。

めの神経ですので、耳の周りを施術することで、体全体のバランスが整います。

③顎のあたりを施術

三叉神経は下顎神経に分かれています。

舌は2つの脳神経とつながって、食べたり、話をしたりする舌の動きにかかわっています。また、顎の動きにも連動しているため、下顎の周りを施術することで、顎関節が整い、咀嚼《そしゃく》のバランスが良くなるため、体全体のバランスが整います。

前述のとおり、自律神経は脳の奥にある脳幹（生命の根幹）という場所と、脊髄（背骨の中）から出ています。脳に過度のストレスがかかると、自律神経が乱れ、神経の流れが悪くなり、体のバランスが崩れて背骨はゆがみます。また、悪い姿勢が長く続くと、背骨がゆがみ、筋肉の過度な緊張から自律神経が乱れるのです。

このことからも、自律神経にかかわる症状の根本的な治療は、脳と背骨へアプローチが最善な方法なのです。

ハイブリッド整体は、ソフトなアプローチで、より進化した安全な施術です。

電気を流したり、鍼を刺したりはしませんので怖くはありません。

あなたの心の中、体の中で起きていることを大まかに説明しました。

普段当たり前に使っている体ですが、脳については、自律神経失調症やうつ病などにならないと、考える機会があまりないと思います。内容としては難しいかとは思いますが…

しかし、健康的に生きるためには、睡眠や食事、運動はもちろん大事ですが、さらに一歩踏み込んで、自分の体に起きている症状が「なぜ起きているのか？」を知ることはとても大事です。なぜなら、症状の原因を知ることで〝病気の予防〟になるからです。

予防ができれば、症状をコントロールできるわけです。体のしくみを何となくわかるだけでも、まったく知らないよりは、健康についての不安感は少なくなります。

私たち人間が不安になる理由は、「わからないこと」です。

知ることは、「心の安心」につながり、それが〝ストレスの抑止力〟にもなります。

◯整体を受けるメリット

病院などと違い、「親身」になってくれる先生の治療を受けることで、いつでも頼れる人がそばにいる安心感が得られるなど、さまざまなメリットがあります。

当院にご来院の患者さんは、私の自律神経症状の体験談や、患者さんの回復事例を知ることで、「私もきっと変われる」と素直に思えるはずです。そして、実際に施術を受けて、これまでにない「体の変化」を実感されます。

ですから、あなたがこれまで、さまざまな治療を受けていたとしても、改善しなかったという理由だけであきらめないでください。

あなたに合った治療（カウンセリングや施術）を受けることで、これまでにはない体の変化は必ず起きます。まずは「試してみること」です。

一方、私たちも「しっかりとした問診」が最も大事だと考えています。患者さんが不安や心配がなく、安心して納得して治療を受けられる心の状態でないと、どんな良い治療をしても、**患者さんが納得のいく結果**にはならないからです。

当院では、カウンセリングの後は、施術の内容や施術計画、セルフケアの方法などを説明します。

そして、体のバランスなどを診る検査を行い、患者さんに体のゆがみや重心のズレなどについて理解してもらい、そのうえで、施術を開始します。

私たちはコロナを経験しましたが、今後、感染症と共存していく世の中においては、ワクチンや薬に頼らない、本来人間が持っている自己調整機能「ホメオスタシス」の機能（自律神経系、内分泌系、免疫系）が注目され、このような「自律神経の治療」が将来、〝スタンダードな治療〟になることを期待しています。

コラム　〝潜在意識〟を使えば健康になる！

潜在意識とは、簡単にいうと、自覚できていない意識（本能や直感など）、無意識の行動の部分です。無意識がゆえに、潜在意識はポジティブにもネガティブにも働きます。

健康や成功につながるのは、もちろん**ポジティブな潜在意識**です！

これは、無心に楽しいこと、好きなことを考えて行動するときに働きます。

たとえば、好きな人同士がうまくいくのもそのためです。また、子供が好きなこと、楽しいことに熱中しているうちに、「あれ、できちゃった⁉」っていう、あれもそうです。

ですから、仕事も「やらなければいけない…」ではなく、「楽しめるようにやろう！」に変換できれば、結果は納得のいくものに結びつくのです。

楽しそうに仕事をやっている人がうまくいくのは、ポジティブな潜在意識が働いているからです。

一方、たとえば、怪談話を聞いたあと、なぜか、普段いるはずがないと思っているお化けをリアルに想像してしまうと、怖さがどんどん増して、なぜか、うしろを振り返ったりしますよね…あれは、ネガティブな潜在意識が無意識にあなたにその行動をとらせているわけです。

つまり、潜在意識を働かせるのは、**心の持ちよう**なのです。

日常生活の行動の9割は、潜在意識による無意識の行動だといわれています。

実は、自分では、ほとんどのことを自分の意志で行っていると思っていても、実際には、意識して行動している部分（顕在意識）は1割程度にすぎないのです。


では、ポジティブな潜在意識をうまく使うためにはどうしたらよいのでしょう。


簡単な方法は、何かを行うときに、得か損とか、やるべきか否かで判断するのではなく、「楽しいか、楽しくないか」または、「好きか、嫌いか」で判断すればよいのです。

つまり、「心がおもむくまま」の行動が大事なのです。

たとえば、叶えたい夢を実現するためには、目の前にある問題、課題に対して、本能や直感に従い、「当たり前にできる！やれる！」と、常に自分に言い聞かせることで、ポジティブな潜在意識が働き始めます。


ポイントは、**よりリアルな想像**が潜在意識を働かせるのです。

あなたが成し遂げたいことや、望んでいる状況が、「今、まさにそうなっている！」「この先、こうなっていく！」と、よりリアルに想像します。すると、脳は、現実の世界とリアルな想像の世界の区別をする概念がないため、リアルな想像を〝現実に起きていること〟と捉えるのです。

そして、毎日、何度も何度も、「そうなりたい！」と、想像し続けることで、潜在意識は日常的に働き続けるのです。

健康についていえば、パニックになりそうなときに、「ヤバい！ヤバい！」と焦ると、ネガティブな想像がどんどん強くなります。

そして、その状況から逃れようと必死になればなるほど、パニック状態に陥るのです。

逆に、パニックになりそうなときに、潜在意識を思い出して、「一時的な不安はそのうち消える！体には大して影響はない！」と思えれば、脳は現実の世界にとどまり、体にも過剰な反応や行動をとらせないわけです。

つまり、潜在意識が脳をコントロールしているわけですから、普段から、潜在意識を意識した思考を身につければ、自律神経失調症や神経症的な症状も、自分で改善ができるわけです。

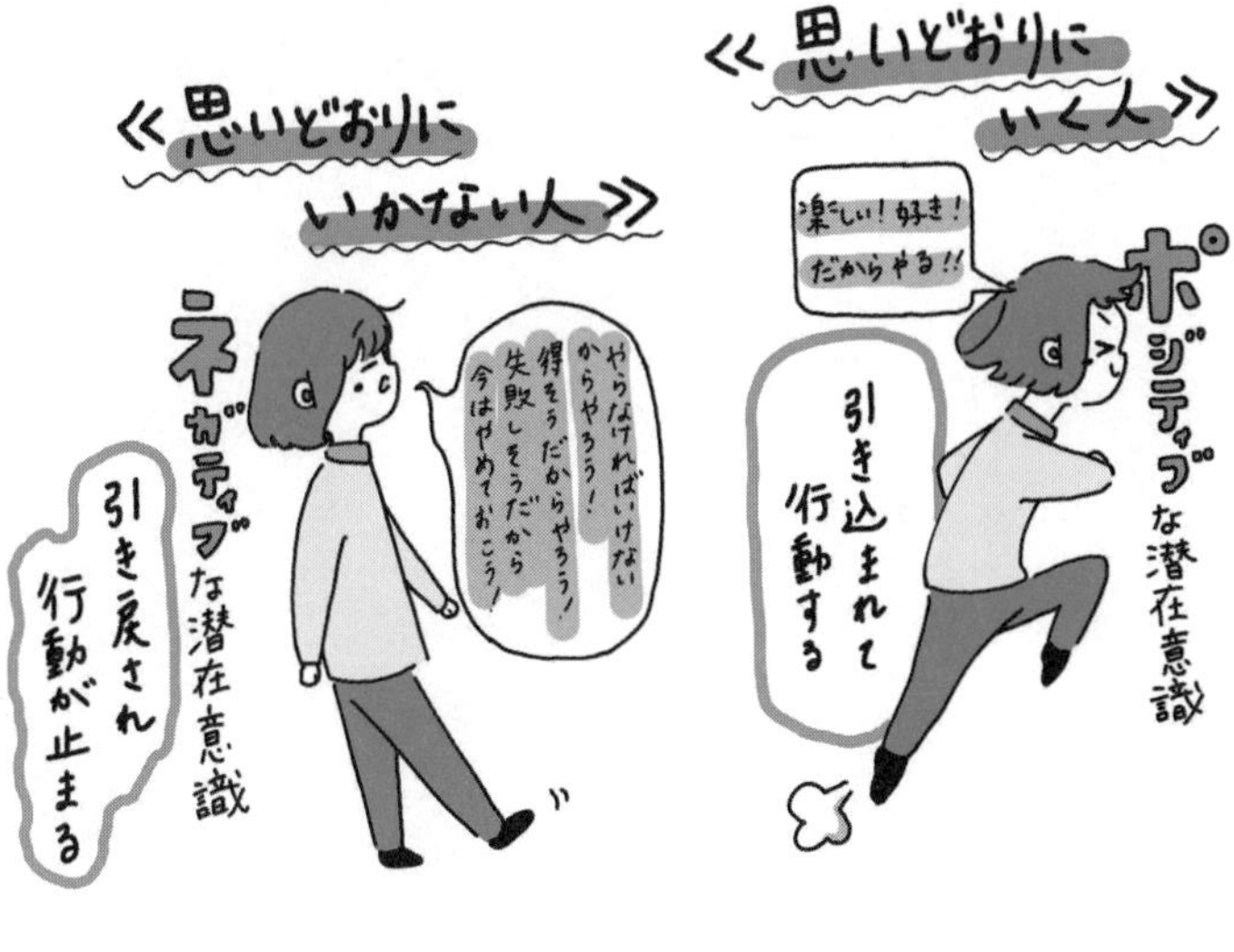
≪思いどおりにいく人≫
楽しい！好き！だからやる！！
ポジティブな潜在意識
引き込まれて行動する
≪思いどおりにいかない人≫
やらなければいけないからやろう！
得そうだからやろう！
失敗しそうだから今はやめておこう！
ネガティブな潜在意識
引き戻され行動が止まる

第5章
あなたを整える場所

第4章では、自律神経失調症を整える具体的な方法をお伝えしました。

次は、あなたを〝整える場所〟はどこなのか?です。

あなたの話をしっかり聞いて、症状をつぶさに診てくれて、あなたに今何が必要で、何を行えばよいのかを伝えてくれる場所を探しましょう。

第5章では、あなたを整える場所。

つまり、あなたが求めている確かな先生に出会うためのポイントをお伝えします。

○ホームページでわかる、あなたに合った先生の見つけ方

ホームページでは、実際の良し悪しを判断するのが難しいと思われがちですが、ポイントがわかれば、意外と判断しやすいのです。

まず、一番大きなポイントは、「まだ出会っていない患者さん」をイメージした**寄り添ったホームページ**になっているかという点です。

これは電話でも問診でも、すべてにおいて共通する先生の**人間性の部分**です。

基本的なことですが、整体院のホームページを見る人は何かしらの不調を抱えている人です。ホームページを見ること自体にストレスを感じるのです。

ですから、できるだけストレスを感じさせないようなつくりになっていなければなりま

せん。

具体的には、このようなポイントです。

・デザイン（色、形、配置）が見やすい
・文章が読みやすい（言葉使い、表現）
・内容がわかりやすい（丁寧）
・内容がしっかりしている（理論、論拠）
・先生の主張がある（個性、感性、人間性）
・オリジナル性がある（意欲、熱意、創造性）

これらがあまり感じられないホームページはパスした方がよいでしょう。

○腕組みポーズをしている先生は要注意！

いくつかのホームページを見てもらうとわかりますが、腕組みをしている先生の写真が目につきます。

このポーズは、業界でパターン化しているのです。

わかりやすくいうと、どこかの売れてる先生のホームページをまねしているわけです。

つまり、先生の独自性や主張が弱いのです。また、単にまねをして売れると勘違いしていて、安易にホームページをつくっている可能性があります。

ホームページは患者さんとのはじめての出会いの大事な場所です。

基本的な話ですが、いくら目立つデザインであっても、そのホームページから、先生の人間性や先生の「患者さんを何とか良くしたい！」という強い気持ちが伝わってこなければ、あなたはそこにコンタクトをとる必要はありません。

○たくさんホームページを見ていると、あるパターンがある！

「なんか、こんなホームページよく見たことある？」と、思ったら、それはホームページ代行業者のテンプレートを使った簡易ホームページの可能性があります。

大事なホームページを、自分でつくっていないということです。

私は市販のホームページ作成ソフトを購入して、自分で仕上げました。

そのうえ、これまでに過去4回、試行錯誤しながら、ホームページをつくり直しています。

これは、自作を自慢しているわけではなくて、代行業者につくってもらうと、見た目はきれいですが、「仏作って、魂入れず」になってしまうからです。

ホームページの大事なポイントは、魂の部分である**先生の人間性がちゃんと伝わっているか**ということです。

信頼のおける先生がつくったホームページは心にしっかり響いてくるものです。

○応対でわかる、あなたに合った先生の見つけ方

電話のポイントは、先生があなたの悩みや辛さをしっかりと聞いてくれて、あなたの不安や疑問がクリアになったかどうかがポイントです。

また、治療内容や先生の考えなどを聞いて、「ここで大丈夫だ！」とあなたが思える会話が十分にできたかです。

電話での会話が苦手な人もいると思います。

そういった人は、ＬＩＮＥやメールで、「聞いてほしい今の悩み」や「ホームページではクリアにならなかったこと」などを問い合わせをするとよいでしょう。

送った内容に対して、先生がどれだけ〝親身〟になって、返信をしてくれたかで判断をするとよいでしょう。

これは、口コミの返信についてもいえることですが、患者さんからの口コミに対して、先生が**どのような内容**を返信しているかをしっかり見ることです。

・遅くとも2日以内に返信されているか？

・内容がほかの患者さんへの返信と似た内容である場合は論外ですが、行った施術の内容や、セルフケアの方法などを、都度患者さんに向き合って、書いているかです。そして、その内容から親切さや丁寧さが感じられるか？

患者さんは、施術後に話したことはあまり覚えてない場合があります。

ですから、根気良く何度も、患者さんにその内容を理解してもらうように伝えようとす

る先生の姿勢は、患者さんのことをしっかり思っている証拠です。

逆に、「○○さん、本日はありがとうございました。頑張って治していきましょうね。次回のご来院をお待ちしています。」のように、挨拶だけで内容がなく、先生の想いも書かれていないものは良くない返信です。

貴重な時間をさいて、無償で口コミを書いてくれた患者さんに対して、感謝の気持ちが感じられないのです。

ちなみに、私は患者さんからの口コミに対して、返信の文字数は2倍以上は書いていています。文字数が多ければよいというわけではありませんが、患者さんにしっかり伝わる内容を書くために時間を使っているのです。

先生は、患者さんに対して、時間と労力の自己犠牲を払うべきだと考えています。

○問診でわかる、あなたに合った先生の見つけ方

問診やカウンセリングの流れは、患者さんの不安や疑問を取り除きながら、問診票をもとに先生が質問をして、患者さんが答えるかたちで話を進めていきます。

その中で先生は、なぜ今まで良くなっていないのかを患者さんの話から推考し、その原因を患者さんに理解してもらい、治るための具体的な提案をします。

あなたは、先生がどんな姿勢で話を聞いているのか、どんな言葉をかけてくれるのか、

先生は本音で話をしているかなどを冷静にチェックするとよいでしょう。

◯問診票を書いたあとの問診を重視しているか

・記載内容の確認程度になっていないか？
・あなたに治療の具体的な方法や改善していくイメージを伝えてくれたか？
・何が問題で良くなっていないのか、何をすれば良くなるのかを一緒に考えてくれて、あなたが「これならイケる！」と納得できる解決法を伝えてくれたか？

◯カルテには想いも綴っているか

私にとって問診票は、単に患者さんのデータを保存するためのものではなく、患者さんと問診やカウンセリングで共有した**治るイメージの内容**と、患者さんの**治療に向かう想い**を綴るものです。

患者さんをカウンセリングした記録は残っていても、そこで話した内容や共有した治るイメージの内容、話をしてお互いに気づいた内容は、記載しない限り時間とともに忘れてしまいます。一期一会の会話をしっかり書き残すことで、より患者さんに寄り添うことができます。

これがすべてではないですが、ただ話を聞いているだけではなく、これに代わるような熱心な態度で、あなたの話を聞いてくれていれば、良い先生だと思います。

○イメージを共有するカウンセリングをしているか

私はカウンセリングの際に、ホワイトボードに書いた内容をその場でプリントアウトして患者さんに渡します。患者さんは書いた内容が手元にあることで安心できますし、話した内容を忘れたとしても、それを見れば、問診時の良い**臨場感**が思い出されて、常に前向きな気持ちでいられます。

特に、自律神経失調症やパニック症の人にとっては、心を鎮めるお守りになります。わかりやすく、丁寧に説明をされている先生の姿勢はあなたに向き合ってくれている誠意の証です。

○施術でわかる、あなたに合った先生の見つけ方

施術の場面では、今のあなたの体の状態をしっかりと伝えてもらえているか、それがどう変わっていけばよいのか、そして、先生が行おうとしている治療の意図、施術後の体の

変化などをあなたにフィードバックしているかです。

○施術中は実況中継をする！

施術は、「この部位にこういうエラーが生じていますから、ここを施術しますね！」「どうですか、先ほどの違和感はなくなりましたか？」と確認しながら、治療を進めていきます。

患者さんは常に施術の説明を受けながら治療が進むので、不安がなくなります。人は不安があると、心も体も解放しません。治療の効果が半減します。

私は、実況中継しながら治療を行っています。これをうるさいな…と、感じる人は当院にはいないはずです。なぜなら、患者さんも施術中に私にいろいろと質問をされるからです。

あまり喋らない先生がたまにいますが、患者さんは不安でしかありません。

もし、〝静かにしてよ〟って思われる人は良く眠れるリラクゼーションやマッサージを行う方が合っているかもしれません。

○アフターケアでわかる、あなたに合った先生の見つけ方

施術後のチェックポイントとしては、先生が心や体の具合的なケアの方法や、ストレス

のかからない日常の過ごし方などを伝えてくれたか、またＬＩＮＥなど、いつでも相談できる手段を伝えて、施術の2、3日後に、心や体の変化を聞いてくれたかなどです。

次の予約を取ることばかり気にしている先生は、患者さんにとって大事なこの部分が抜け落ちています。

○初診から回数券の購入を促してこないか？

初回の施術後に、回数券の購入を促す話をする先生がよくいます。

そこに通うのは考えた方がいいでしょう。

患者さんは施術を受けたあとには、「体が軽くなった！楽になった！」などの感想を言われます。しかし、これはあくまでも施術直後の感想です。

患者さんが本当に求めているレベルの心や体の変化の実感は、日常生活を送ってからでないとわからないのです。患者さんは、施術の効果が実感できたかによって、そこの整体院に今後通うかどうかを判断します。

初回ではそこに通うかどうか判断する材料がほぼないわけです。

それにもかかわらず、そのタイミングで回数券の購入を促すということは、その先生は、患者さんの心理がわかっていないばかりか、売り上げを優先しているのです。

２回目以降の施術の際は、前回の施術を受けてみて、心や体はどんな感じだったか、今週はどのように過ごされたかなど、施術前に、常にあなたの状態を聞いてくれているか、また、先生が前回課題となっていたことなどを調べてくれたり、新たな提案などをしてくれているかを確認してください。

○時間外でも電話やオンラインで対応してくれるか？

これは本気で患者さんに向き合う覚悟があるということです。

先生の中には、そういう方も本当におられます。

プライベートと仕事のメリハリが大切だという先生も多いです。それは正しいことと思います。

しかし、ここで言いたいことは先生が、患者さんのことをどこまで考えているかです。

先生の仕事に対する考え方とは別の話です。

私の仕事は一日一日で終わっているのではなく、患者さんの一生を背負っているので、切れ間なく永遠に続くものだと思っています。そうでないと、患者さんは心から私を信頼してくれません。

「先生、私はここ以外に行く所がないから、死なないでくださいね！」って、言われることがあります。この言葉は私にとって勲章であり、とてもうれしく、励みになる言葉です！

○「〇〇専門整体院」と、うたっていて、実際に電話で話を聞くと内容がうすい！

患者さんから実際に聞いた話ですが、「自律神経専門」とうたっているので電話をしたら、先生は自律神経の症状に詳しくなく、経験もなく、まったく言葉が響かなかったそうです。

つまり、今は、「自律神経専門」と、看板に書いておけば、患者さんが来るだろうというくらいな感じで、「専門」と名乗っている整体院らしく、当院の地域にも実際にあります。

こういった整体院は、患者さんを救おうというより、自分の生活を救おうとしているわけです。情けない話です。

見分けるためには、電話で聞くとよいでしょう。

「先生は過去にどんな辛い経験をされたんですか？」って、ストレートに聞いてみて、先生の話があなた自身に響くかを確認するとよいでしょう。

信念を持って取り組んでいる先生であれば、患者さんのためになると思って、何でも話してくれるはずです。


私が思う本物か偽物かを見抜く真贋は、**自己犠牲**だと思います。

患者さんのために、時間、お金、患者さんのことを考えるエネルギーを、どれだけ費やしているかだと思います。先生の熱意は患者さんにきちんと伝わります。

本物の先生は患者さんが心や体の不調によって人生を楽しめなくならないように、親身になって話を聞き、良くなるための自己犠牲を惜しまないものです。

症状は出会いでしか治せないのです。人生は出会う人によって大きく変わります。

私がいい先生だなぁと、思う先生は、自分の治療以外にも、患者さんのためになることであれば、何でも提案してくれる先生です。

いかがでしたか？あなたを整える場所を見つける参考にしてください。

次章では、あなたと同じような症状を抱えている患者さんの回復事例です。

こちらも参考にしてみてください。

コラム 「乗り越えた先には強いあなたがいる」

もがき苦しんでいるときは、誰でも最悪な気持ちになります。現実から逃れることに必死になるでしょう。しかし、頑張り続け、壁を乗り越え、目的の成果を実感できたときに、自分を褒めたくなります。「やれたじゃん！」と。

そして、また新たな目標や希望が生まれるのです。

私も、40代でさまざまな症状に打ちのめされ、「人生が終わった…」と、あきらめたときがありました。しかし、「このまま死ぬわけにはいかない！」、「このまま悔いの残る人生を送りたくない！」と、自分自身を奮い立たせ、鉛のような体を必死に前に進ませたのを今でも鮮明に覚えています。

治療の効果があらわれないうちは、変わる自分を信じて今できることをやってください。あなたは大丈夫です！小さな積み重ねを繰り返していくことで、必ず症状は良い方へと動き出します。

感情が動けば、脳は動きます。

心が動けば、体も動きます。

頭で考えるだけで止まっていても、何も始まりませんし、症状も良くなりません。

どんどん周りの良き理解者、協力者を巻き込んで、今の辛い症状を伝えるのです。

そして、あなたの胸のうちを喋ることが、症状の緩和につながるのです。

少し前向きな気持ちになれると、心は軽くなり、少しずつ苦痛から解放されていきます。

自分を信じ動いてください。体は応えてくれます。大丈夫です！


私は今、執筆していますが、ここにたどり着くまでに2年近くかかりました。気持ちが折れかけ、ペンが進まず、何度もあきらめかけました。

どうやっても気持ちが前に進めないときがありました。

1行が書けない…状態が3ヵ月ほど続いた時期もありました。

そんなとき、私はあきらめるのではなく、自分をしずめるために、自分と向き合うのを一時的にやめて本から離れました。


そしてほかのことに気持ちを向けて、気持ちを整えてから、また本に向かいました。

結果、新たな気持ちで自分に向き合え、再開することができました。

私にとって執筆は、楽しい作業ですが、反面苦しいことでもあります。

それにもかかわらず、すでに次の創作意欲が湧いています。不思議です。

私を前に進ませるのは、虚無の怖さだと思います。何かに集中していないと不安になる性格なんだろうと思います。

人は何かを乗り越えるたびに、希望の道が見えます。

私は、まだ会っていない患者さんに、希望の道を見てもらうために、本を書いています。

自分の辛い状況の中から、何とか抜け出し、今は整体師として、人に役立つ仕事ができていることに感謝しています。

今、この本を読んでいる自律神経で悩んでいる人や、私と同じような症状で苦しんでいる人、また私より辛い症状と戦っている人もいると思いますが、どうかあきらめないでください！


私は、自律神経失調症のいろんな症状を乗り越えた先に、今の整体の仕事がありました。

さらにその先には、その想いを皆さんに伝える本の出版がありました。


今、あなたは辛く、前が見えない状況に嘆き、苦しんでいるかと思います。

しかし、今の自分を乗り越えた先には、必ず、**今より強いあなた**が待っています。

そして、あなたを待っている仲間、世界がそこにはあります。

ですから、あなたは今できることをしっかりやって、周りにサポートしてもらいながら、一歩一歩でいいので前に進んでください。私ができたのですから、あなたにもできます！


この本を読んで、あなたに一歩を踏み出してもらいたい！

私にとっては、それがあなたとの最初の出会いだからです。

辛いときの自分も好きになってください。

今の自分しか、あなたの未来は変えられないのです。

ゴールは、もとの自分に戻ることではありません。時が過ぎ、以前のあなたはもういないのです。

ですから、もとの自分に戻ることや、以前できていたことにこだわる必要はないのです。

大事なのは、今を乗り越えて、新たな自分に出会うことです。

新たな自分に出会うことだけを考えてください。

第6章

患者さんの症状の経過と回復事例

第4章では、自律神経を二人三脚で治すための治療（サポート）の内容をお伝えしました。
次は、同じ症状で戦っている仲間のことを知ることも大事です。
本章では、実際に治療を受けている患者さんの症状別の事例を紹介します。

○「夜中にぐるぐる回るめまいと吐き気で…」朝まで寝られない

女性Kさん73歳　主婦　治療期間6ヵ月

主婦のKさんは、1年前から吐き気とめまいがあり、夜中に起きてしまい不眠状態でした。また、首を動かすとふわふわする浮遊感や突発性難聴もあり、薬は内科から処方されためまい止めと胃薬と漢方薬を飲まれていました。

旦那様がパーキンソン病を患い、自宅で介護をし、病院の送り迎えなどの生活を何年も続けていました。さらに、お孫さんの学童の送り迎えも手伝っていました。

Kさんは、社交的で明るく、お喋りが好きで、家事や頼まれごとなどはテキパキとこなす人で、竹を割ったようなハッキリとした性格です。

旦那様の通院と孫の学童の送り迎えができなくなることへの不安があり、来院されました。

症状が強いので治療としては、発作が出ないようにお薬は飲みながら、まず第一に睡眠を重視し、脳から自律神経を整える治療（機器を使った顔から脳神経のエラーを整える施術、手技による頚椎や背骨、骨盤などの重心の調整）と、カウンセリング（性格や考え方を修正など）を1ヵ月続けました。

また、コロナ禍前は、卓球を定期的にされていましたが、最近は運動をされていなかったため、気分転換としてできるだけ体を動かすようにと、庭の草取りや積極的に歩くことをアドバイスしました。

また、朝、ご近所さんとの井戸端会議のあとにふらつきが起きるようでしたので、午前中は人とはあまり接しないで、ゆっくり過ごすようにしてもらいました。

その後、2ヵ月くらいでほぼめまいが治まり薬も止めて、6ヵ月が経った現在は、めまいや吐き気は全くない状態で、月1回の定期カウンセリングに通われています。

Kさんの症状が出た原因は、旦那さんの介護やお孫さんの送り迎えなど、「今日中にすべてを終わらせねば！」と、ついつい頑張ってしまう性格（完璧主義）と、常に何かに追われていて気が休まらない状態（せっかちな性格）が、慢性的なストレス環境を自らつくっていたからでした。

人それぞれ、性格によりストレス度合いが違うのです。生まれつきストレスを受けやすい性格の人がいます。

子供の頃から常にいい子でありたい人、神経質な人、いつも自信のない人、他人の評価が気になる人、気分や感情の浮き沈みの激しい人、自己中心的な人、うまくストレス発散ができない人、ストレス過多の状態に気づきにくい人、ストレス解消もなく常に頑張りすぎる人などです。

性格はなかなか変えられませんが、自分がこのような性格、ストレスを受けやすいタイプと自覚することで、思考や行動は変えられます。体の変調に気づいたら、ストレスかな？と考えて、体と脳を休める努力をしましょう。

○「突然、高速道路でパニック状態に！」それをきっかけに吐き気や不安感が襲う…

男性Tさん41歳　会社員　治療期間6ヵ月

Tさんは、勤務中に高速道路でパニック症状に襲われて自力で帰ることができなくなり、会社の方を呼び、何とか帰宅されました。それ以降、吐き気や動悸、不安感が日常的に起こるようになり、電車も乗れない状態でした。薬は心療内科で処方された抗不安薬を服用中でしたが、現在は飲まれていません。

発症の背景は、会社の昇進と以前からの家庭の問題などです。

治療の前半は、吐き気とお腹の張りがあったため、お腹の張りを緩和させるためにみぞおちの奥にある横隔膜をゆるめる施術を行い、症状が落ち着いてきたので後半は、もともと姿勢が悪く、背中の張りを訴えていたので、首、背中、腰の骨格矯正などを行っていきました。

パニック障害の原因は、不安の連鎖（予期不安や広場恐怖）ですので、カウンセリングでは不安のしくみや不安が原因で死にいたることはないなどを、論理的に理解してもらいました。また、今後の予防と症状が慢性化して起きる「般化（不安の対象が増えて、行動が制限されていく状態）」にならないように、気持ちをうまく切りかえる「思考法」を伝えしました。

日常のアドバイスとしては、普段から仕事でよく歩くということなので、食事管理を主体に、食事量を減らし小分けにしてよく噛んで食べるよう提案し、またアルコールやカフェイン、冷たい飲み物などの胃腸への刺激物を避けてもらいました。

Tさんは、会社ではみんなから慕われている人です。その反面、几帳面で真面目な性格なために仕事に一生懸命になりすぎる傾向がありました。

Tさんには当てはまりませんが、昇進に伴い「昇進うつ病」になる場合があります。これは、昇進で重要なポストにつくことで、頑張ろうとする気持ちよりも、責任の重さで気力がなえてしまい、うつ状態になるものです。

Tさんは、現在は薬も必要なくすっかり症状はなくなりました。先日、海外赴任して頑張っていますと、久しぶりにご連絡をもらいました。

治療には半年の期間を要しましたが、新たなチャレンジをされているTさんの姿を見て、喜びとともに、人は復活できるものだと改めて確信しました。

○半年前の雨の日に自転車で転倒し、「それから背中の痛みやめまいに悩まされている…」

女性Oさん69歳　会社員　治療期間1ヵ月で緩和、通院継続中

Oさんは介護職をされていて、職業柄、普段から体の使い方は、人一倍気を使われていましたが、半年前に自転車で転倒したのをきっかけに、強い背中の痛みとめまいが出るようになりました。

その後、接骨院に1年ほど通いましたが、マッサージのような体に触れるだけの治療では、慢性的な痛みはなかなか良くなりませんでした。

来院時は、痛み止めを飲んで、何とか痛みを我慢しながら仕事を続けている状態でした。やりがいのある介護の仕事を不安なく続けたいと言われました。

調べてみると、背骨にゆがみがありました。そこで首と背中を整える手技施術と、機器による脳と体の神経バランスを整えるハイブリッド整体を行いました。

交通事故や転倒などで、体に強い衝撃があると、外傷が治っていても、顎、顔、首、背中、骨盤、手足の指などにゆがみが残る場合があります。長引く不調が消えない場合には、

体の細部をくまなく探り、ゆがみを取り除くことが必要です。

日常は、姿勢を整えるために、①骨盤を立てる②胸を張る③顎を引く④深呼吸をする、そして**上半身の土台である肩甲骨**のストレッチなど、毎日セルフケアを行うようにアドバイスをしました。

Oさんは、通院を始めて1ヵ月を過ぎた頃には、朝の布団上げのときに起きるめまいはなくなり、背中の痛みも仕事終わりには多少あるものの、次の日に持ち越さないくらいの状態になり、今は、週1回の施術から隔週の施術になっています。

介護のお仕事は肉体労働ですが、老いの辛さを支える大事なお仕事です。Oさんが介護のお仕事を生き生きとやられている姿に、元気をもらっています。

○生活リズムが変わり、「夜に寝られないほどの肩の激痛に悩まされて…」

男性Mさん42歳　自営業　治療期間6ヵ月

Mさんは設計のお仕事をされていて、もともと冬前から春先にかけて、原因不明の右肩の痛みと右腕のしびれが続いていましたが、生活リズムが一変し、夜も寝られないほど肩の激痛が起き始めました。

整形外科ではマッサージを受け、処方された痛み止めを服用し、自宅ではマッサージチェアを使用していました。

Mさんは、もともと肩こりがあり、痛み止めを飲み続け、何とか生活をしていました。そんな中、3ヵ月前にお母さんを亡くされ、また1ヵ月前にはお姉さんが交通事故で入院され、そのため甥っ子さんの学校や少年サッカーの送り迎えを代わってすることになり、生活のリズムがかなり変化していたのです。

その後、ペインクリニックに3回ほど通われましたが、通常の痛み止めでは効かず、強い薬を打つと副作用で呼吸が苦しくなる状態でした。

背中側が強く張っていたため、当院での治療は胸側の顎、首、腕の筋繊維の調整と、脳神経のエラーを整えることにしました。

マッサージチェアは人によっては強すぎたり、使用時間により体を痛めることがあるため、一時的に使用は控えてもらいました。

Mさんの痛みの原因は、もともとの猫背姿勢からの肩こりが気温差で悪化し、心労やストレスが重なり、自律神経の乱れが慢性化したため、痛みが増幅されたと考えられます。

そのため、猫背姿勢をつくらないように、お仕事で机に向かう際は、長時間同じ姿勢を続けないように、こまめに休憩をとるようお願いしました。

その後の経過ですが、半年で痛みやしびれはなくなり、毎年繰り返されていた肩から腕の痛みも出なくなりました。今はワンちゃんを飼って、毎日の散歩が日課となっています。

○追突事故の後遺症で、「足がしびれて歩くのがままならない状態に…」

女性Ｙさん50歳　公務員　治療期間６ヵ月

Ｙさんは８ヵ月前に車に追突されて、右の股関節から膝までしびれが出て、歩くのが辛い状態になりました。

整形外科では、腰椎椎間板ヘルニアと診断され、半年ほどリハビリ治療をしましたが改善せず、それから整体や鍼治療などを受けましたが、症状はあまり変わりませんでした。

しびれが一生続くのではないかという不安と、この先歩けなくなるのではないかという不安をもって来院されました。

当院では、首、背骨、骨盤、足指などのゆがみを整える施術と、脳からの体への神経の流れを整える治療をしました。

冷え、むくみ、肩こり、膝痛、腰痛などの症状もありましたので、日常では鎮痛効果や精神安定につながるトリプトファン（必須アミノ酸）の摂取などの食事指導と、睡眠の質（成長ホルモン活性）を向上させるために、夜10時には就寝するようにアドバイスをしました。

その後、週1回の治療を3ヵ月ほど続けてもらい、しびれは軽くなり、30分以上歩けるようになりました。

Yさんは、しびれ以外の症状として、20代後半に白血病（骨髄移植）と脳腫瘍（開頭摘出）を経験されていて、その後遺症かはわかりませんが、月に一度起きる「やる気スイッチ」が切れた状態（ただ横になっているしかない状態）になります。病院では原因不明と言われました。

しかし、当院に来られて半年ほど経った頃から、その症状は少なくなり、最近では2ヵ月以上も症状が起きなくなっています。それにはご本人も私も驚いています。

今は自転車で月1回の通院をされ、好きなウォーキングを楽しんでいます。

○毎晩、不整脈が起きて「このまま心臓が止まって死んでしまうんじゃないか…」という不安に襲われる

男性Nさん46歳　自営業　治療期間10ヵ月

Nさんは、経営者です。従業員への不信感から関係性が悪くなり、そのストレスが原因で、1年前から胸が〝グワッと〟する感じの不整脈が起きました。特に、夜中に不整脈からの不安で起きてしまうため不眠症にもなっていました。

病院の検査では、明らかな心臓病ではなく、〝期外収縮〟による不整脈と診断され、心療内科に受診されていました。

期外収縮とは、正常な拍動の間に時々不規則な拍動があらわれる症状で、主な原因は、飲酒、喫煙、ストレス、過労、睡眠不足などといわれています。

Ｎさんは、心療内科で自律神経のバランスの乱れでも、期外収縮による不整脈や動悸が起こるということを知り、当院に来院されました。

毎晩襲われる死の恐怖から解放されたいと訴えられました。

治療は、カウンセリングを中心に行い、また顔の筋肉（頬筋）が固まっていましたので、顔から自律神経を整える施術もあわせて行いました。

生活指導としては、本人も体重が増えたことを気にされていたので、症状が落ち着いた２ヵ月後くらいから、ストレス発散も兼ねて、ジムに通ってもらい、食事管理と筋トレによるダイエットを４ヵ月くらい行いました。

自律神経失調症は、ストレスと生活リズムの乱れが主な原因ですが、Ｎさんは明らかに慢性的なストレスが原因でした。カウンセリングにより、Ｎさんはストレスを生みやすく、ため込みやすい性格だとわかりました。

このタイプは、几帳面で真面目で、完璧主義ですが、一度感情が崩れてしまうと引きずってしまったり、周囲の目が気になる人が多いです。そしてストレスに弱く、うつ病になりやすいタイプとして、**メランコリー親和型性格**、**執着性格**などと呼ばれています。

カウンセリングを行う中で、Nさんに合ったストレスとの付き合い方（第3章）など、具体的なストレスマネージメントについて理解を深めてもらいました。

その後、毎週当院に通われるうちに表情が明るくなり、考え方がどんどん前向きになりました。短期間のうちに心も体も良くなっていくのがはっきりとわかりました。

仕事にも変化がありました。うまくいっていた会社を売却して、営業能力の高かったNさんは、企業向けの営業コンサルとして新たなビジネスを始められました。また、体の変化も起きました。理想の減量に成功し、若い頃からの夢に向かっての活動を再スタートされています。

私はこんなNさんの不死鳥のような羽ばたきに、逆境から立ち上がる人間のすごさを感じました。

今も定期的に通われていますが、仕事もプライベートも充実されていて、治療の度に良い刺激をもらい、私が励まされています。

○うつ症状や倦怠感、頭痛、首こり、耳鳴りなどがあり、「今は低血糖症によるめまいが辛い…」

女性Sさん68歳　主婦　治療期間４ヵ月

Sさんは、10年以上続くうつ症状に加えて、医師の指導による糖質制限の食事をきっかけに低血糖症になりました。そのため、家事や外出もままならないほどのひどいめまいや倦怠感などに悩まされていました。

これまで、内科や脳神経外科、精神科や心療内科などに通い、めまい止めの薬や精神安定剤を服用、低周波治療や鍼治療などを行っていましたが、一向に良くならないため、当院に来られました。

血糖は、腸内ホルモンと自律神経の働きが関係してます。症状は頭痛やめまい、動悸、冷や汗、手の震え、吐き気など、自律神経失調症と似ていますが、血糖値が急激に下がると意識がなくなることもありますので、数値管理や食事療法などは、専門医による指導が基本となります。

私たちは食事をすると、通常は血糖値（血液中のブドウ糖量）が一時的に上昇し、時間とともに穏やかに下がります。このような血糖を調整しているのが腸内で分泌されるホルモンです。

ところがストレスの多い生活や睡眠不足が続き、食生活が乱れると、腸内環境が崩れて、炎症が起きます。これによりホルモンの分泌がうまくいかなくなり、血糖の調節障害がもとで低血糖症になります（もちろん、これ以外にも低血糖症状になる原因はあります）。

腸内環境を整えることは、血糖バランスの安定につながるのです。

私たちの体は、日々の生活をスムーズに行うために、ホメオスタシスが備わっています。ホメオスタシスにより自律神経系、内分泌系、免疫系のバランス機能を互いに調整し合っています。

したがって、自律神経を整えると、ホルモンバランスも整います。また、自律神経（脳）と腸は密接な関係にあるため、自律神経の症状は腸内環境に大きく影響します。

Sさんの治療は、低血糖の治療である食事管理と適度な運動が基本になりますが、もともとうつ症状があるため、加えて自律神経が乱れにくい生活、つまり、ストレスとうまく付き合うストレスマネージメントがとても重要です。

Sさんには、カウンセリングでストレスマネージメントの方法を学んでもらいました。

すると来院当初は外出することやお風呂でシャワーを浴びることができず、首を横に回すと、めまいが起きていましたが、3ヵ月ほど経った現在は、旦那さんと一緒に、近くの公園で15分ぐらいの散歩ができるまでに回復しました。

また、シャワーだけでなく、湯船にも浸かれるようになり、一日を通して、めまいの頻度、回数ともに減りました。

そのため、表情も穏やかになり、会話は軽やかで笑顔も増えてきました。

以前に比べて、さらにSさんも旦那さんも前向きになられて、毎週通われています。

Sさんの今の目標は、低血糖の症状がなくなり、「血糖値を気にせず、おいしく食事がしたい」ということと、お孫さんとディズニーランドに行くことだそうです。

○耳鳴りが不快過ぎて、「生きているのが嫌になる…」

女性Aさん76歳　主婦　治療期間12ヵ月

主婦のAさんは、6ヵ月前に左耳、1ヵ月前には右耳が詰まったように感じて、聞こえが悪くなり、その後耳鳴りがするようになりました。

耳鼻科に通い、炎症や血行を良くする薬を飲みましたが改善しませんでした。

Aさんは、耳鳴りが気になるあまり、好きな読書ができない状態となり、気分が落ち込み、生きるのが嫌になっていました。

そんな中、以前、整体で首が良くなったことを思い出して、当院に来られました。

問診では、耳鳴りのほかに、動悸や不安感、疲れやすい、冷え性、慢性肩こりなどの症状を訴えられていましたので、自律神経失調症の耳鳴りではないかと考えました。

薬は睡眠導入剤を飲まれていましたので、自律神経失調症の改善にはとにかく睡眠が効果的なので導入剤は継続してもらいました。

耳鳴りの治療については、耳の病気であれば耳鼻科などで処方される薬で良くなる場合があります。しかし、Aさんのように薬では良くならない場合もあります。

耳鳴りは、一般的に耳の機能の不具合によるものと思いがちですが、耳鼻科で処方される薬を飲んでも治りにくい耳鳴りは、自律神経の不具合と考えるのが妥当でしょう。

耳鳴りが起きるしくみは、次の通りです。

老化などにより聞こえる音域が狭くなる（難聴）
←
日常のストレスが過剰になる
←
脳や体の感覚が過敏になる
←
音域の一部分が聞き取りにくく感じる
←
聞くために脳が過剰に働く
←

耳鳴りが起きる
↓
耳鳴りのストレス
↓
耳鳴りが大きくなる…この悪循環です。

若い人でも、ストレスが過剰になることで、自律神経が乱れて、脳の興奮状態から体の感覚が過敏になり、耳鳴りが起きることがあります。

つまり、耳鳴りが起きる原因は、**脳の過剰反応**なわけです。

したがって、治療法はシンプルに、脳にストレスや刺激を与えない生活をすること、そして耳鳴りを過剰に気にしないことです。

Ａさんは、耳鳴りのせいで、生活に支障が出ていましたが、私も以前は、Ａさんと同じように耳鳴りが辛くてどうしようもない時期はありましたが、今はほぼ気になりません。

つまり、気にしない習慣化により、脳が気に止めない状態になるということです。

耳鳴りは治すというよりも慣れるという方が正しいのです。

耳鳴りに早く慣れるための方法があります。

耳鳴りの有無や音の大きさの程度などをあえて確認しないこと、耳鳴りにより日常生活を制限しないこと（趣味などやりたいことは気にせずやること）、ＢＧＭなどを使って耳鳴りが気にならない音のある環境をつくること、日常的にストレス発散できる対象（人や場所、運動や活動など）を持つことです。

Aさんへは、自律神経を整えるために、寝る時刻、起きる時刻を一定にすること（体内時計リセット）、朝日を浴びること（セロトニン分泌）、朝に腹式呼吸（吐くことに意識）でリラックスした状態で、肩甲骨のストレッチやヨガの「太陽礼拝」をすること（有酸素運動）などをアドバイスしました。

治療から約1年経ち、Aさんは今では、趣味の読書もできて、お友だちと定期的に健康麻雀を楽しまれています。

このように、自律神経失調症の耳鳴りは、自律神経の治療をしながら、「ストレス発散」を上手にすることで症状は軽くなります。

○朝になると強い腹痛で、「学校に行きたいのに、行けない…」

男性U君12歳　中学生　治療期間12ヵ月

U君は中学1年生です。

朝になると、お腹がひどく痛むため中学校に通学できない状態です。

これまで小児科や脳神経外科などに通われましたが、症状が改善しないので自律神経の問題ではないかと、お母さんと一緒に相談に来られました。

U君は小学生の頃は、毎日学校に行き、サッカーのクラブ活動も頑張っていました。しかし、中学生になり1ヵ月ほどすると、毎朝のお腹の痛みが原因で不登校になり、２ヵ月になります。

本人に話を聞くと、みんながいる教室が苦手で緊張するようです。そうなった原因は本人はわからないということです。U君は決して、学校や先生や友だちが苦手なわけではなく、毎朝、学校に行きたい気持ちはありますが、お腹の激痛でどうしても行けない状況です。

問診するうちにその原因は学校の環境ではなく、U君の自律神経が乱れがもとで不調（腹痛）が起きていると考えられました。

その原因が「何によるものか？」がわかれば、症状は改善していくということです。この時期の子供によくある心理状態は、親や先生などに対して、無意識に**いい子でいる、いい子でいたいという、他者評価**が自分の価値基準（過剰適応型）になる場合があります。

授業についていけなかったり、学業やスポーツ等の成績が振るわなかったりすると、現実の自分と理想の自分（周囲の期待に応える自分）との折り合いがつかなくなり、そのギャップが埋まらずストレスとなります。そのストレスは、脳に機能異常（自律神経やホルモンバランスの乱れなど）を起こし、体に不調が起きます。

そして、これまでの自信が崩れていき、次第に頑張れなくなります。

U君の場合は腹痛ですが、人によって不調の場所（臓器）が異なります。大人の場合、幼少の体験や体質、遺伝などによって不調の臓器が変わります（臓器選択性[注]）。自律神経失調症が個人個人で症状が異なり、全身におよぶ症状であるのもそのせいでもあります。

注）自律神経失調症の症状が全身のさまざまな症状におよぶ理由のひとつが、臓器選択制によるものと考えられています。臓器選択制とは、遺伝や生まれつきの体質などにより、症状の出る部位（臓器）が人によって変わる体の特性です。消化器が選ばれれば、過敏性腸症候群などになり、循環器が選ばれれば、動悸や不整脈としてあらわれ、呼吸器だと息苦しさなどの症状としてあらわれます。

治療は、カウンセリングと自律神経を整える治療との並行になります。U君の場合は、カウンセリングで他者評価を自己評価にする考え方の修正を行ったり、新たな成功体験を積む必要があります。しかし簡単には、自己評価は変えられないため、小さな成功体験を積みながら、段階的に自分に自信をつけていくことになります。

自己評価が基準になれば、周りの目（教室）も気にならなくなりますし、大人になってから、生きやすくなります。ストレスを生むもとがなくなれば、体に出ていた症状は自然と緩和していきます。

U君は、毎日、頑張って夕食をつくっています。これは、私とU君とで話し合って決めた約束です。お仕事で疲れて帰宅するお母さんが助かっていて、家族みんなが喜んで食べてくれるので、とてもよい成功体験になっています。

「Uは、表情が以前より明るくなって、よく話すようになった」と、先日お母さんがおっしゃっていました。U君が学校に行ける日は近いと感じています。

コラム　常にベターがベストと考えよう！

ビジネスでは、商品やサービスが消費者に受け入れられるかどうか、まず市場調査をします。要素としては次のようなものです。

ニーズ、市場規模、競合の有無、ＰＲ手段、趣味趣向、トレンドなど…

これらはビジネスを成功させるために欠かせない大事な要素です。

ビジネスもはじめからベストは目指さず、まずは当たりをつけてその反応を見ます。簡単にいえば、試行錯誤をくり返してベストに近いものをチョイスするわけです。

人生もはじめからベストな生き方は見つかりません。また、人生のゴールはその都度に変わるものです。焦らず、生きる中で、よりゴールに近い道を見つければいいのです。また、意思決定が必要なその時々に、チャレンジして、そのときの自分の価値観に合った試行錯誤の中でベストを見つければいいのです！

人は心に余裕がないときほど、「うまくいきたい！」「成功を勝ちとりたい！」と、はじめからベストを見つけようとします。しかし、物事はそう思い通りには行くことはありません。ましてや、一発逆転は相当のリスクが伴いますね。

心に余裕を持って、回り道しながら吟味するからこそ、よりベストに近いベターが見つかるのです。

第7章
インタビュー

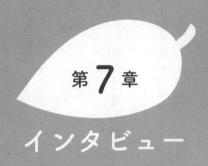

○患者さんへのインタビュー〝生の声〟

実際に当院で治療を受けて自律神経失調症が緩和し、日常生活を普通に過ごせるようになった患者さんに、「治療後の心や体の変化」や「当院の印象」などをインタビューした内容を紹介します。

患者さんとの貴重な会話から、治療に大事なことをあなたに気づいてもらいたいです。数ヵ月の治療を通しての、私と患者さんとのコミニケーションや信頼関係などがわかります。

①野島さん40代男性不整脈、動悸

「ちゃんと話を聞いてくれる!」

先生　最初来られたのは不整脈ででしたね。

野島さん　死にかけたときですね。（笑）

部下への不信感が強くなり、それが原因でストレス過多となって不整脈や動悸を発症したのでしたね。

先生　総合病院や心療内科に行かれて、そこではじめて「自律神経からの動悸では?」と言われて、ネットで自律神経専門治療院を探してうちに来られたんですね?

野島さん　はい。

先生　毎晩襲われる死の恐怖から逃れたいと、常に感じているかなり辛い精神状態で、「このまま心臓が止まって死んじゃうんじゃないか！」という恐怖に襲われたとおっしゃってましたね。

そんなどん底から治療を始めて、短期間のうちに精神的に上がっていって、ジムで体を鍛えよう！と思えるくらいまでに一気に回復しましたよね。

野島さん　はい、そうですね。

先生　そして、昔の趣味もやっているうちにどんどん調子良くなってきましたね。お仕事が変わると、そちらのやる気スイッチが入って、趣味にもどんどん打ち込めるようになって、以前に自営のお仕事をされていたときよりも、さらにパワーアップしたように感じます。

お話を戻しますが、

私と出会ったときの印象がおありになったら教えてもらってよろしいですか？

野島さん　その総合病院で1回目に検査したときお医者さんに、「まぁ、大したことないから、気にするかしないかみたいなレベルだから」みたいなことを言われましたが、納得いかないので、同じ病院で再検査をしてほしいと申し出たのです。

すると、また同じ先生にあたり、「また来たの？」みたいな感じで、「前も言ったよね！」みたいな。「これ大したことないから、なんだったら精神科を紹介しようか？」って言われて…

先生　そんな屈辱的な話、今はじめて聞きました！

野島さん　はい。再検査をしてくれないし、私の話を何も聞いてくれませんでした。症状だけ診て判断されるので…ただ自分的には何も良くなってないし、気にするなって言われても、実際毎日寝られないし…

先生　そうですよね、不眠症にもなってましたもんね！

野島さん　めまいもすごかったので、「ちょっとこのままだと、本当に死んじゃうのかな」っていう恐怖があって、何とか治したいなって。病院の先生から「精神科」というワードを聞いてはじめて、「ひょっとしたら俺そっちなのかもしれない？」ってはじめて思いました。

先生　これまで「心臓の病気」だと思ってたんで、ストレスとかじゃなくて体の病気だと思ってたんで…

野島さん　ずっと心臓病を疑って病院に行ったんですよね？

はい、なので、精神科って言われて、え？って思って、確かにそういうものも要素としてはあるのかな？って思いましたけど、認めたくないし、そういう性格でもないな、と思っていたので「わかりました…」って、適当に返事してその病院への通院はやめました。

その後携帯で検索して、精神科とか精神病とか、動悸などのワードで検索すると、「心療内科」っていうワードが出てきました。

どうやらなんかそれも当てはまりそうだなって思って、心療内科っていうのに一回行ってみようかとも思いました。さらに調べたらすると今度は「自律神

経」っていうワードが出てきて、「あれ自律神経も聞いたことあるぞ」って思って。（笑）

自律神経がおかしくなると、めまいが起きたりすることがわかってきました。さらに検索していると先生のホームページにたどり着きました。

先生　自律神経というワードを私のホームページに見つけられたのですね。うちでカウンセリングを受けて、いかがでしたか？

野島さん　他院との違いは、はじめて来たときはよくわかってなかったんですけど、首藤先生は自律神経のことは詳しそうだし、まずそこが治れば、ほかの院には行かなくても済みそうだ、精神科だったりとか手前の段階で治してくれるんだったら、まずここで受けたいと思いました。

先生　はじめから精神科とかに行きたくないんですよね！　抵抗してたんですよね？

野島さん　そうじゃないと思っていたので。自律神経が改善されればいいのかなってことで…

はじめて来たときの第一印象としては、**「話をすごく聞いてくれるな！」**と思いました。とことん話を聞いてくれましたね。そのときの会社の人とのストレスとか、会社を一回辞めようとか、いろいろと考えてた時期だったんで…

先生　あのときは、家族とか知り合いとか友人にも話せないレベルまで、かなり細かく話をしてもらったんですよね。

野島さん　そうですね！

先生　何か、そこまで話せた雰囲気ってのはここにあったんですか？

野島さん　はい、ありましたね。
先生　必死だった、というのもあったかもしれないですけどね。
野島さん　きちんと聞いてくれるので自然に話をいろいろとできましたね。あと、暖かい感じがしたんで。
先生　提案やアドバイスを受けて、当院に今後通い続けたいという気になりましたか？
野島さん　なりました！家に帰ってその日の晩にめまいがしなかったので！それまでは横になるだけでぐるぐる回って寝れなかったんです。これは自分に合ってるのかもしれないな！ってのと、気持ち的にもすっきりしてた部分もあったので続けてみようと思いました。
先生　次の質問ですが、「どんなふうに心と体に変化ありましたか？」ってのは、今、言ってもらいましたね。（笑）
野島さん　あとは、不整脈の動悸に関しては、まぁ出たり出なかったりで、急にピタッと治ったわけではないんですけど…その出る頻度っていうんですかね、ひどいときは、本当に一日中起きているときはずーっとドクドクしてる感じだったんで。怖かったんですけど、それ段々とならない時間が増えましたね！
先生　それは始めてどのくらいしてからですか？
野島さん　徐々にですね、1ヵ月ぐらいですね。
先生　1ヵ月ぐらいで何か心の変化はありましたか？

野島さん　徐々に出る頻度が少なくなってきて、「あ、だんだん良くなってきてるんだな！」っていう実感はありましたね。通院回数が減ってったときに、「ゼロにはならないかもしれないけど、今は上手に付き合っていけばいいんじゃないですか？」とおっしゃってくれたので、自分の中では「根治する！」みたいな感覚だったんですけど、「完全になくならなくても、気にならない程度にまで治れば、そこでいいのかな」と思うと、気が楽になりましたね！

先生　耳鳴りとか頭痛もそうなんですけど、気にしすぎると大きく強くなるんですね。感情の乱れが自律神経に強く影響するので、不快な感情は脳のエラーを起こしやすくします。だから、あまり症状を気にしすぎると、耳鳴りのボリュームが上がるし、頭痛の痛みも強くなります。また、動悸も頻度が多くなりますね。

だから、気にしなきゃ、治るだろうという考え方になれば、別にゼロにならなくていいや！って割り切れて、気持ちが落ち着いてくるんです。

野島さん　そうですね！

先生　そこが伝わってよかったって思います。心の変化が起きたから、動悸の頻度が減ってきたのです！

人生が終わるんじゃないかってくらいに精神が崩壊したわけじゃないですか。そこからすごい勢いで回復されました。やりたい趣味もやれて、新しいビジネスにもチャレンジされて、ほんとすごいなぁ！と思うんですよね。だから、野島さんにとっては良い転機になったという気がします。

野島さん　当院の印象や内面の変化についてはどうですか？

先生　そうですね、気持ちが落ちていたときだったので、もともとはネガティブに考える方ではないんですけど、そのときばかりは、だいぶネガティブになっていました。

通い始めてちょっと経ったころ、経営から身を引くことを決断しました。一番最初に来たときもそうだし、会社をどうしようかで悩んでたときもそうだし、身を引くときもそうなんですけど、先生は常に話を聞いてくれ、絶対に否定されないんで、何を話してもいいんだなっていう安心感がありました。他院で扱いを受けたように、やっぱり否定されると話したくなくなるし、話せなくなっちゃうんで…

野島さん　もうちょっと考えた方がいいよとか、少し考え直したらどうですか？とかね。人の人生なんだから放っておいてあげた方がいいんじゃないかなと思うんですけどね。結構、そういう上からものを言う人は多いんですよね。

先生　よかれと思って言ってくれてるんでしょうけど。首藤先生と話をしていると、前向きな気持ちになれ、来る度にいろんな話をしました。するとどんどん気持ちも前向きになっていくんで効果がみるみるあらわれましたね。

本当に、短い間に会社をたたむとか、それを売却するとか、この先どうやって生活をしていくとか、毎回話を聞いていて、その一回一回の話が重すぎてね。こんなに急展開に人生の舵を切るんだっていう…まるで映画を観ているかのようで、毎週毎週、刺激的でしたね。

野島さん　人間って切羽詰まると勇気を持って動かなきゃっていうときがあるんだな！って、感心して聞いていましたね。
喋ると気持ちがスッキリするんで、あと、**いろんなアイデアとかヒントとかもらえる**ので、話すことで考えが整理されることもありますし、とにかく前向きになれるっていうのが大きかったですね。

先生　ここに来院したことがない人に、ご自身で経験上、何かアドバイスはできますかね？かなりうまくいった大成功なパターンですが。

野島さん　ひとつめは、病院とか精神科とか心療内科とかに通っているけど、**お医者さんが自分とちゃんと向き合って話を聞いてくれないと感じる人は向いていると思います**。
ふたつめは、誰にも話せないような悩みを抱えていて、家族や友人などに深いところまではなかなか話せないような悩みを抱えて、辛い思いをしている人は、一度来て話をしてみたらいいんじゃないかな、相談してみたらいいんじゃないかなと思います。

先生　すばらしいアドバイスですね。

野島さん　僕がそうだったんで。

先生　確かにね、自分が死にたいとか言えないですよね。プライドが高い人ほど言えないからね。

野島さん　近しい人だからこそ、逆に言えないこともありますし。

先生　「自分で自分を終わりにしたい」って思うほど追い詰められていたから、話すことによって、心が楽になったって、体が良くなったんですよ！

野島さん　だけど、そうやって話せる場所ってないので。

先生　そうですね、ないですね！

野島さん　そういう聞いてくれる職業はカウンセラーとかなんだけど、そういう人たちに心を開いて話せるかというとね？

先生　そうですね、聞く専門になっちゃうんで、こちらがどうしても構えちゃうんですよね。治療って、話だけじゃないですか？ここは、体を整えながら話せるので、患者は話しやすいんですよね！

野島さん　大事なのは、話しやすい雰囲気、環境があるってことですので。

先生　たとえば、カウンセリングする部屋で、ノートとかメモを手に、先生がスタンバイされてても話せないじゃないですか。（笑）「辛いこととか、何でも言ってください！」って言われてもね、「おたくは誰ですか？」みたいなね。（笑）

野島さん　たとえば、心療内科とかで、しっかり話を聞いてもらえなかった人。そして、自分で悩みを抱えて思い詰めていて、なかなかそれを人に話せない、話す相手がいない人が来てもらうといいですね。

先生　はい、それで悩んでいる人はぜひって感じですね。野島さん、長い時間ありがとうございました。

②内野さん30代女性　めまい、動悸

「気づきがもらえる！」

内野さん　産業医面談のとき、心療内科の先生から復帰までに、どういうことをやったらいいかって教えてもらったことがあります。処方薬が自分の体にほんとに合うかどうかを、復帰までの段階で一回試してみた方がいいですよってアドバイスされました。その薬が今私に本当に合っているのかどうかっていうのを試してみるって言われました。

あと、自分の楽しいことを、増やして過ごしていきましょうとアドバイスはもらったんですけど…

先生　復帰する不安感を取り除くためにはどうしたらいいのか？って心療内科の先生方には今まで3人、4人、話したけど薬のことしか教えてくれなかった。こうしたらいいよ、っていうアドバイスってないなーって。

さっきの産業医の話を聞いてると、復帰したら薬が増えるとか、それがまた不安じゃないですか。

内野さん　そうですね。

先生　「薬で体調を整えていきましょう！」って最初から決めちゃってるじゃないですか。

内野さん　やっぱり、薬、飲まなきゃいけないのかなっていう不安が…

先生　なんで試さなきゃいけないんだろうね？そういうリスクがあることをしたくな

いじゃないですか。すごく安易な、薬で何とかなると思っている先生のそんな診断が患者さんをさらに不安に陥れているんだよね。

内野さん　薬飲みたくない人、多いと思うんですよね、この症状出てる人って。この前も産業医面談の次の日にいつも通ってる心療内科行ったときもその薬飲むっていうことが不安だっていう話したら、「なんで飲めないの？」って言われたんです。

以前、その鎮痛剤で動悸などがあったことがきっかけで薬飲むこと自体が不安なんですよって訴えたら、「いや、薬飲まないっていうことがもったいないよ。この薬には動悸が起こるっていう副作用はないから。あったとしても眠気とかだから」って言うんです。

うーん、やっぱり薬は飲まなきゃいけないいんだって気落ちしてしまったんです。

先生　ちょっと違うよね。

内野さん　病院に行きたくない人とか、薬とか頼りたくない人は、首藤先生のようなアドバイスが欲しいんです。

先生は、病院ではもらえないアドバイスをしてくださいますね。

患者と向き合ってくれるから不安が和らいでいきます。そのうえで適切なアドバイスをしてくださいます。私が前向きになるための後押しをしてくださいました。

先生　心や体の状態はどのように改善しましたか？

内野さん　初日から一回受けただけで改善している実感はありました。
先生　めまいでしたね？
内野さん　めまいと動悸、まあ不眠はたまにあるって感じだったんですけど、めまいの感じがやっぱり変わったんですよね！一回受けたときに。
先生　めまいが具体的にどんな感じに変わったんですか？
内野さん　めまいの頻度はずっとだったのが、その、フワフワ？辛さが穏やかになりました。
先生　気持ちや、心の変化は？
内野さん　この症状になると、内向的になって不安になっちゃうんですけど、先生はどういうふうにして薬に頼らず、どういうふうにしたら前向きに考えられるかを一緒に考え、アドバイスしてくれるんで、自分にない考え方など気づかされることが多く、前向きになることばっかりで！それも無理がない。
先生　押しつけがないって感じですかね？
内野さん　そうですね、無理なくできる！自分でもできること。難しいことじゃないというか。
先生　身近なことからやりましょう！って感じですかね？
内野さん　そうですね、歩調を合わせてくれて、少しずつ前向きにできるとこですかね。
先生　まあストレスかかってる人たちだからね、できるだけやんわりと話をするようにしてます。私の伝え方はいかがですか。
内野さん　心療内科の先生は、薬のことしか言わないし、専門用語が多くて何言ってるかわからないんです。

先生と話してるとその、たとえば身近なことでの…　なんだろう？　たとえかな？

…そう、身近な例で話してくれるから、わかりやすい！　自分の中に入ってきやすい！

先生　「あーそうなんだ！　こうしたらいいのか」っていう感じです。

まあ、人は実感がないと心って動かないんです。身近にできることから入らないとハードルが高いじゃないですか。

内野さんは、もともと活動的で、積極的に動ける方ですから。

人っていうのはね、何かきっかけがないとひとりではなかなか動き出せないですよね。だけど、きっかけって意外と身の回りにあるんだけど気がつかないものなんですよね。

他人から理屈で話されても、自分ではわかんないじゃないですか。だからやらないんですよ。

さっき言われたように、患者さんの身近な話を例にあげてお話をするということは大切なことなんです。

自律神経失調症による不安がね、どんどん増して大きくなっていくと、体の不調がどんどんいろいろなところに広がっていくことがあるからね。

脳のストレスを取り除いて、体のこわばってる、縮こまっている部分をゆるめられれば、症状は治るはずですよね。だけど、そんな簡単に柔らかくならないことが多いんです。多少姿勢が悪くても自分ではいい姿勢だって思ってるから、自分では姿勢のゆがみに気がつかないんです。
だから、それを私が「体がゆがんで固くなって体の緊張が起きてますよ！」、「それがここから来てますよ！」って、患者さんに伝えるわけなんです。

内野さん　患者さんはそう言われてはじめて気づくんですね。その気づきの連続が心と体の両面を変えていくんだと。
それが私の治療方針なんです。

先生　先生は自律神経失調症にもなった経験もあったって言うので、話をすると、「あ、そういうことあるよね」って共感してくれる。私の辛い気持ちをわかり合えるっていうところが大っきい！

内野さん　心療内科の先生と話してても、共感し合えることはないですよね。
医者はプライベートをさらけ出さない方が多いですね。ちょっとは自分のことも喋った方がいいと思うんですけどね。

先生　なんか、わかってもらえてるって感じがないというか、やっぱり病院の先生と話してても…

内野さん　わかってもらえるのは大っきいですか？

先生　大っきいです！　大っきいです！　不安が取り除かれるので同時に！

先生　まず、自分が話してることを聞いてもらえないことがあるしね。聞いてもらえ

内野さん　ても本当に理解されているのかってね？　不安も残るしね…

　私の場合、妹の友達に自律神経失調症になった人がいたので、その人ともつながれているけど、本当に全く何もない人はすごく不安なんじゃないかなって思いますね。でもこういう先生とお話をできるっていうところは結構大っきいと思いますね！

先生　変化起きやすいですよね！

内野さん　はい！

先生　不安の面がね、皆さんかなりあるからね…

　わからない、どうなってしまうのかわからない不安ですからね。それがある程度道筋が見えると不安が小さくなりますよね！

内野さん　なりますね！

先生　当院のことはどこで知りましたか？

内田さん　ホームページです！

先生　はじめて私に会ったときの印象はどうでしたか？

内野さん　最初は、ちょっと不安だったんですよ！　整体とかも行ったことなかったし、実際どうなんだろ？「こういうので治るの？　治せるものなのかな？」って思っていました。

先生　そうでしょうね！　多分体のゆがみは整えるけど、心については関係ないみたいな…

内野さん　はい、そんな感じがしました。

先生　受けてみて印象はどうでした？
内野さん　全く逆でした！
先生　カウンセリングとか、お話を聞いてて変わってきましたか？
内野さん　変わりました！　変わりました！
先生　これまで内野さんが訪ねた院とどう違いますか？
内野さん　ああもう、話してる段階で違いました。なんかホッとするんです。ようやくわかり合える人と出会えたって感じです。
先生　それは、最初の段階で感じましたか？
内野さん　ええ、感じましたね！　それに院のホームページにも実体験のある先生がやってるって書いてあったんで、あ〜ようやくなんか治してくれそう！　っていう。
先生　治りたいんですもんね！
内野さん　治りたいです！
先生　治りたいっていう内野さんの強い気持ちと何とか治したいという私の意志！いけるんじゃないかなって、ちょっと期待が生まれたんですよ。
内野さん　すごくお話をしてくれる人で安心しました。
先生　ズバリ一言で言って私はあなたにとってどんな人ですか？
内野さん　前向きになれるように後押ししてくれるっていう感じですかね〜！
先生　前向きな気持ちにさせてくれる、なるほど。
内野さん　あと、気づきをすごく教えてくれる。「あ、こうしたらいいのか！」っていう。そしてこれまでのことがプレッシャーに感じなくなります。

先生　イメージが大事なんです。とにかく**イメージを走らせる**っていうことが大事なんです。いかに先を見るか。人間は先にあることが見えてくると不安が消えていくんですよね！

手前のものを見続けてると壁がどんどん高く思えてきます。でもその壁を透明なものとして捉え、透明な壁にさせて遠くにあるものを見るようにすると、壁が気にならなくなります。

その先にあるものをイメージで見るんですよ。それがイメージを走らせるということなんですよ。

不安になってる人は、目の前に立ちふさがった高い壁を乗り越えられないっていうイメージと対峙しちゃって、立ち止まってるんですよね。それを透かして透明にするのはそれは**イメージ力**なんですよ。

イメージ力は、物事の捉え方なんです。違う角度から見れないかな？　って想像していく感じです！

「あ、もしかしたらいいかもしれない⁉」と前向きになって、壁が低くなっていくのです。なんとなくわかりますか？

内野さん　わかります！（笑）

先生　脳の使い方ひとつで、見えているものを変えられるみたいなところがあるのが人間のすごいとこなんですね。

内野さんの場合、復帰っていうでっかい壁を自分の中で分厚くして、体調が悪ければ復帰できない、どうしよう、怖いとネガティブになっていたんですよ。

復帰した後の良いイメージづくりをするといいんです。

たとえば、復帰後、来店されたお客さんに美容とか健康とか、自信を持ったアドバイスをしてる自分をイメージしたり。お客さんと出会ったことで、お互いに人生が変わるようなそんな真剣な一期一会の接し方をしている自分像を探してみたりするとか。美容で健康をつくる実体験のお話とか、さっき言われたような、その人に感謝されるような気づきを与えられたらとか、具体的に想像することですね。

脳はよりリアルな想像をすればするほど、現実として錯覚しやすくなるんです。潜在意識も働くので脳は活性化されて、物事を前向きに捉えることができるようになるんですね。

前向きにイメージをすると、人生も変えることができるんです。

内野さんがお客さんに提案してるところをイメージしてください。お客さんが喜んだら、私は人に役立っているなあ、さらにもっと自分を磨いて、もっといい提案ができるんじゃないかな？　とか。早くそういう自分になんなきゃって前向きな気持ちになりますよね。

目先のものばかりを見続けると、いつの間にか壁に覆われていて、天井もドームみたいになって、そのバリアから出れなくなって、万事休すとなり、引きこもっちゃったりするわけですよ！
社会全体が敵みたいな、誰も聞いてくれない、誰も理解してくれないみたいなね。「不安」が大きくなればなるほど、自分ではどうしようもなくなるんだよね…

内野さん　扉を開けるために、**先を見る力、イメージを走らせる**というのは大事なことなんです。

先生　目先のことばっかり考えてた気がしますね。確かに…

内野さん　たとえば自転車乗って風を切って走ると気持ちいいですね。気分転換になるでしょう。同時にスイッチも入るものです。
せっかくスイッチ入れたら、そのままの勢いのままに、問題、課題に突入してみるんですよ。
そうすると、不安が出てくるタイミングがなくなっちゃうじゃないですか、不安のレベルがどんどん低くなって「あ、もう会社行けるんじゃないの」という気持ちが生まれるんですよ。

先生　話を戻しましょう。当院での初回の施術で、不調の頻度や、めまいの症状は和らいだんですかね？

内野さん　和らぎました！

先生　それを実感したから通ってみようって思えたんですよね？

内野さん　はい！　ここの整体、もうなんだろ、病院以上です！（笑）病院なくてもい

い！（笑）
あと、たとえば、この病気にまたなってしまう可能性もあるじゃないですか？その時に、どうしたらいいかっていうことも先生からアドバイスをいただいたから2回目が怖くなくなるというか、そのときは自分で対処できるんではないかっていう自信があります！

先生　前の自分じゃなくなってるんだよね！

1回目は私が手伝って底上げするんです。そうすると、2回目はある程度自分で底上げできるようになるんですよ！

そうするとストレスからのダメージとか、姿勢が悪いことからくる神経のダメージとかが減るんです。

それによって、感情が落ち着くようになり、深みにはまらなくなって、前みたいなひどい症状にはなりにくくなります。

それにうちでは再発することも少なくなるようにアドバイスします。

内野さんと同じ症状で困っている人に、何か伝えるとしたらどんな言葉です？

内野さん　正直薬は飲みたくないって人ばっかりだと思うので…
薬を飲まずに治してくれる！あと、先生のアドバイスっていうのも病院では教えてくれないことばっかりだから、一回ちょっと行ってみなよ！ってなりますね。

先生　なんで先生方は気の利いたアドバイスができないんだろうね？必死で助けを求めて、すごい限られた時間の中で来て、1時間も待たされて…良い出会いを期待して来ている人に、なんでよい答えができないんだろうな?って不思議なんですよね。

内野さん　確かに。

先生　人間ってそういうもんじゃないと思うんだよね。持ちつ持たれつとか、助け合いとかね、お互いさまみたいなのが基本だと思うんですよね。

絶対に、調子いいときと悪いときって、人生、誰にでもめぐってくるんです。そのとき、どっちが逆の立場になるかわかんないじゃないですか。どっちの立場もそういうふうに常に人と付き合っていかないと。教えてあげるとか、診てあげるとか良くないですよね、スタンスとして。

まずは、「どうしましたか?」「何かお手伝いしましょうか?」って感じで入るべきだと思うよね!

「お薬に慣れましょうとか、お薬と上手に付き合っていきましょう」とか…精神状態が崩壊しそうな人には、薬を処方した方がいいと思うんですよね。薬は不要だとは思っていません。

でもそれに不満を感じて、来てる人いるじゃないですか!しっかりと話もできてるし、私の話も理解できてるでしょ?

まあ、西洋医学は投薬や、手術をしたりして患部を処置して治療することが、治すってことになってますからね…不思議ですよね。

内野さん　不思議ですよね!

先生　だって、自律神経失調症は考えすぎてなった症状じゃないですか。だからそこを修正すれば、良い方向になるんです。ケガを負ったり、ウイルスに感染して、直接的にうつ病になったわけじゃないじゃないですか。
自律神経失調症の基本は脳のエラーです。必要以上に考えすぎたり、大きなショックをきっかけとして、脳へのストレスが過剰になった結果ですから。
また、姿勢が悪かったり、体の構造上の不具合から、脳のエラーが起きたりしてるわけですから、トラブルが起きているのは神経なんですよ！　神経っていうのは脳が支配してるわけだから。
だから、そこをわかりやすく伝えて、できることからやってもらえば、治っていくことが多いんです。
そこを段取り良く、その人に合わせた理解度によって、言葉や話し方を変えたり、伝える順番を変えればほとんどの人は回復していくんです！　なんでそれができないんでしょうかね？

内野さん　今は2軒目の病院に行ってるんですけど、そこの病院の先生も、入ってすぐに「どうですかー？」って聞いてきて「こうこうで、こういう状態で、あまり良くなかったです…」って私が答えている間中、ずーっとパソコンに向かって打ち込んでて、ほとんど私には向き合ってくれないんです。

先生　すごい不快ですね。ほかの患者さんからもよく聞きますね。

内野さん　業務的なんです。

先生　目の前の患者さんよりもデータばかり気にしてるよね。

内野さん　データを打ち込むことがもう定番業務になっちゃってるから～。私のことはそっちのけって感じで…

先生　私は患者さんの心の中にどう入り込むかっていうことしか考えてないですよね！（笑）

脳を共有するみたいな感じ。いかに、シンクロ、同期させるか、そのきっかけを聞きながら探ってる感じなんですよね。

そして同期した瞬間に一気に伝えなきゃいけない内容を伝えるんですよ！　そうすることで、患者さんに考え方がスーッと入るんですよ。

なぜか、患者さんの脳がパッと活性し始めて、機能が上がって、体が調子良くなることがあるんです。そういう説明がつかないところが人間にはあるんですよね！

内野さん　病院の先生は、今までは研究してきたことを話してくれてるって感じなんですけど、先生と話をしてると、患者ごとにどういうふうに治療してたらいいかっていうのを考えて話をしてくれてるんだろうなっていうのがわかる！

先生　話す内容が患者さんごとに全く違いますね。ほぼ同じことは言わないですね。だけど膨大に考えすぎて何を喋ったかあとでわからなくなることがありますね。（笑）ですのであとで要点をまとめてカルテに書いています。

内野さん　へえ、すごい！

先生　はい、すごいインスピレーションみたいに出てくるから、治療が終わってしばらく経つと、最後の方は覚えてないけどね。もちろん、要点とかメインテーマは覚えてるけど。あと個々に刺さった重要なキーワードはこれなんだろうなとか。

内野さん　いろいろとお聞きすると、病院の先生は話を聞かない人が多いようですね。そうですね！　首藤先生のアドバイスは私に合わせてくれるから実行しやすいことばっかりです。病院の先生と大きく違うところは、聞く姿勢がみなぎってるところです。

先生　先生が実体験をしているので説得力があります！　それに自分では考えてないようなことでも気づきを教えてくれます。そこから何か、自分の考えが生まれますよね！

内野さん　生まれますね〜！

先生　自分の中で気づきが生まれるって大事ですよ！一気に別の世界が開いて、そっちにも行けるようになる。どちらも渡り歩けるから、気持ちが軽くなって自由に動き回れるようになるんですよね！だから、気づきがね、たくさんある人って、いっぱい行きたいところができるから、じっとしていられないわけですよ！そして、自分のやるべきことが見えているから、人の何倍も行動します。欲求が自然と湧いてくるんですよね。ここに行こうとか、言われたあれについて調べようとか、それが本当なのかとか、やってみようとかね。心も体も動き始めるでしょ！結果、さっきまでここでじっとしていた自分がいなくなっちゃうでしょ！

そうしたら、狭いエリアでどうしよう、どうしよう、ここから出なきゃ！とかはないよね！

その時点で、次が見えてきてるから、次から次に気持ちが連鎖していくから、その次のステージが自動的に見えてきますよね。

そして、それを実行している自分が実感できるから、あわせて自己承認欲求が満たされてくるじゃないですか。

逆に、動けないのって、自己承認欲求が満たされていないから、自己肯定感が下がりっぱなしですよね。ただただやれていない自分しか見れないですよね。

その立ち止まってるときに、先生とか、症状を経験した人から「気づき」がもらえれば、新たなフィールドが生まれますね！

そこで**自分の納得のいくもの**に出会えれば、おのずと、自律神経の症状は治っちゃうんですよね。

だから、あきらめたり、自分だけの世界に行っちゃいけないんですよ！

美容や、健康についても取り組み、さらに好きな趣味も広げて、その中から自分がこれだというものを最終的に選べばいいんですよ！

会社復帰しないと「美容の資格」が取れない、それが取れないと、次ができないって思い込んじゃうと、選択肢がかなり限られてしまいますよね。

じゃなくて、いろんなアプローチをして多面的に攻めていった方が、結果、全体像が見えてくるし、ほんとに今やるべきことは何なのか?はっきりしてきますよね。

そして、最終的にこれが一番できそうだなってものが見えてきたら、もう一息です。あとは、一気に集中してそれに取り組んだら、今までできなかったことが突破できたりするんだよね。

自分の知らない世界を知るには、まずその道の人と出会って、その話の中で「気づき」をもらうってことですね。

まずはそれを始めないと、自分の世界は広がらないってことですよね。

ひとりでもがいていると、体も心も調子が悪くなっちゃうんですよね。

自分のいろんな世界をたくさん持つ。自分の世界はたったひとつじゃないでしょ?

内野さん　確かに狭くなってる気がする。今、頭の中が固い?(笑)

先生　今内野さんの世界は、子育てをしてる私、家族の中でのお母さんの私、会社に復帰しないといけない私、ぐらいじゃないですか?

ものごとの価値観や多様性はますます広がってるから、それにすべて合わせていく必要はないんですけど、どんどん先に歩いて、行きやすい方向、歩きやすい自分を想像してあげてください。

望むイメージが具体的に見えてきたら、その先に行きやすくなるじゃないですか。自分で橋を渡していく感じですかね。わかんなくなったら、その道の人に聞いて、気づきがあったら勝手に橋が架かっていきますよ。
だけどそれをひとりでやるのは難しいですよね。
私の場合は本を読むことです。
違う分野の専門性、特殊技能を持った人が本を書いてるわけですから。それを知れば、経験しなくても大体の想像を巡らせれるようになるでしょ！
そうすると、想像力が自然に生まれるでしょ？
今はほとんどの本がネットでも手に入るから、サラッと読んで、日常的な問題や課題は1日か2日ぐらいで解決しています。その間に整体の仕事もしてる感じですかね。（笑）

内野さん　そうそう、内野さん、この前は都内まで電車に乗れましたね！
いやそれが結構、「あっ！行けたって！」、「満員電車なんだろうな？」って思いながらも…

先生　それもフィールドを自分で大きくした経験ですよね！

内野さん　そうですね～！

先生　自分の住んでいる地域とその周辺しか動けないと思っていたのが、自転車を漕いで行ける範囲が広くなって、そこまでしか行けないなって思ってたのが、意外と電車でどんどん都内に行っちゃったんですもんね！

内野さん　そうですね～！

先生　それは大きな進歩ですよ！

さらに次は旅行ができますよ！「あー旅行行ける！これだったら」ってね。

自分の意思で経験を積むことなんですよね。イヤイヤ都内に行かないといけなかった産業医の面接とは大違いですね。

大切なのは、誰かからのきっかけで、「あー、そんなことあるんだ！」って、気持ちが動いて、「じゃあ、試しに行ってみよう！」って動くことです。

きっかけがあって、その行動をとるわけじゃないですか、そっちの方が自然じゃないですか。健全というか。

イヤイヤだと、ちょっとね。

あまり、おすすめはできないフィールドの広げ方だよね。

なんか新たなイメージ、想像を膨らませて、次の場所をつくる、つくり上げるっていうのもありですよ！

そうすると、目先にある復帰とか「会社に行かなきゃ」ていうことは、それほど大したことじゃないなってことになるんですよ。

人とのイメージの共有も大事ですよ！

シンクロとか同期って、イメージの共有の結果なんだけど、家族とか夫婦とかでもね、イメージの共有ができてないから、喧嘩をしたり、うまくいかなくなったりするんですね。常に同じイメージを共有しとけば、無駄な争いは起こりにくいですよね。まぁ、内野さんところは夫婦仲は良さそうだからね！

内野さん　あはは。はい、そうですね～！

先生　長い時間、ありがとうございました！

③山田さん20代男性　股関節痛

「心と体は一体のもの」

先生　私と出会って心の変化とか、体の変化とかありましたか？

山田さん　最初にこちらに来させてもらったのは、空手の全日本大会に出るための練習中に疲労がたまってしまい、そのせいで股関節に痛みがあり、辛かったからでした。治療のためにいろんなところへ行ったんですけど、近くでいい整体を探してたときに、こちらの整体院を見つけました。

先生　ホームページは見てもらったんですかね？

山田さん　はい、「自律神経を整える」というフレーズに目がとまりました。一番最初に行った整体院で「自律神経のバランスは、筋肉が固まってるとおかしくなりやすいから、筋肉を整えた方がいいよ！」みたいなことをアドバイスされました。こちらのホームページでも同じことが書かれてありました。特に自律神経の内容が結構刺さりました。まずは相談してみようと思ってこちらに行きました。

先生　ホームページでイメージした私の感じと、来てみて実際に話をしてみた感じはどうでしたか？

山田さん　想像してたよりは、かなり柔らかな物腰、柔らかい感じを最初に受けました。

先生　ほかの院では、言い方は失礼なんですけど、なんか雑な感じを受けたんですよね。

山田さん　どういう感じをもって雑だと感じたんですか？

先生　「じゃあ、はい、やりましょう！　どうなんですか？　どうなんですか？」「わかりました！」みたいな、勢いばっかりで体しか診てない感じなんですよ！　本当に。

山田さん　でもね、首藤先生はそういう先生とは違って「心とか精神」も大切にされていて、それがここに通う決め手になりました。

先生　そこが解決されないと、やっぱり体も良くならないと思うんです。「これで果たしていいんだろうか？」と首をかしげたくなる整体院が結構多いです。

山田さん　山田さんは小学生から空手をやられていて、何度も全日本チャンピオンになっていますよね！

先生　上手な人は体を痛めないってよく聞くんですけど、それでもやっぱり痛めることはあると思うんですよ。そのときに施術する人と私の治療は何が違いますか？

山田さん　こうやってお話をさせてもらっていること自体が違います。それは施術を受けてからより感じたことですけど！

「寄り添ってくれている感じ」がすごくわかる！私のことを考えてくれているのがなんかすごい伝わりますね！「私のこと見てくれてるんだな！」と。すごく落ち着くんです。

先生　選手をその場で治療する方々は、試合での負傷を一時的に治して、「さあ次の試合へ！」みたいな人たちが多いと思いますが。

山田さん　選手は、精神面のフォローを後回しにしている人も多いですね。「とにかく治してくれ！次の試合に出なきゃ！」みたいに。

先生　だけど、心の部分が大事だと思ったのは、私と話して感じたのですか？　それとも、もともとあったんですかね？

山田さん　多分、もともとはなかったと思いますね。最初に行った整体で、自律神経というワードが出て、自律神経との関係はあるんだな？っていう程度でした。それ以降のアドバイスはありませんでした。骨折の治療中ってフラストレーションとか不安がずっとつきまとうんです。でも、この不安へのフォローがないんです。その他の整体院も同じでした。

先生　あっさりしてますよね？

山田さん　ええ、良くも悪くもドライ！　体だけを診てもらいたい人だったらいいかもしれない。私は心が整ってるんですみたいな。（笑）

先生　そういう人は逆に異常だけどね。（笑）

山田さん　そういう心が強い人はそれでいいと思うんですよね。ただ、私も含めて大体の人はそうじゃないと思うんですね。でも、結局、体だけに目を向けて、体を治して、はいどうぞ！　みたいなところが多いんじゃないかなって思います。

先生　そういう人は多分、欲求不満になっているかもしれないですね、ドライすぎて。

山田さん　そういう人にはここはすごくおすすめしたいなと思いますね！

先生　股関節痛は短期間に治ったっていう印象を受けますね。体を治してる間に心の部分のケアもできた感じですかね？

山田さん　生き方だったり、試合への向き合い方だったりをアドバイスしてくださいましたよね。おかげでいい成績を収められた！

先生　試合で平静が保てました。武道って、いかに素の状態、平常心をその大会でどう維持できるかってのが大きいですよね。それは役立ったんですかね？

山田さん　いやー、とっても効果がありましたね！

先生　8年間のブランクの焦り、気負いみたいのもとれましたか？

山田さん　いや、もうだいぶ軽くなりまして！もちろん、試合がすべてうまくいくわけではなかったですけど、もっとこうしたかった、みたいのはありましたけど、それでもだいぶ楽になりました。なんか、変に気負わなくていいんだなって。それまではなんていうか、負けたくない！とかやられたくない！みたいな。

先生　ええ、来院された頃は、「絶対に負けるわけにはいかない！」って顔してましたよ。（笑）

山田さん　はい、それはやっぱあったんで！いやそうは思ってないつもりだったけど、でも言われてみれば、そうでしたね。

もちろん、そんないきなりでゼロになるってことはなかったですけど、経験を重ねてきた中で、自分に問い正すきっかけがすごくできたので、学びになってすごい楽になりました。

先生　武道家としての心の静寂っていうかね、落ち着きをとり戻すきっかけにはなった感じですかね。

山田さん　そうですね。まさにそのとおりですね！

先生　山田さんにとって私は、どういう人ですか？

山田さん　自分にとって首藤先生は師匠に近い感じなんですよ。もちろんその分野は違うんですけど、なんか教えてもらってるというか、すごい強い存在です！　もちろん、そのうえで体も良くなるし、そこの要素が私の中ではすごいありがたいな！　って思います。心と体、どちらにもアプローチしてくれて、考え方が変わって良い方向に進めるようにしてくれました。まさに教えを説いていただいているようですね。

先生　教え、なんだ！

山田さん　心と体を整える中に先生の教えがあるから、それが整って良い方向に前進できるっていう感じになりますね。もちろん、教えだけでなくて、土台として心と体をきちんとバランス良く整えていくための整体もやってもらえてる！

先生　心と体と教え、３つのキーワードが出ましたね。カウンセラーも治療家も普通は心と体だけなんですよ。

教えというのは、要は提案なんです。お話を聞いたうえで、考え方を変えていくっていうのが、私のメソッドなんですね。

山田さん　今、お話を聞いていて思いました。そこがほかの院と違うから、どこに行っても治らなかった人が、気持ちが前向きになったり、体がより早く治ったりするんじゃないかと思うんですよね。いろんな提案をしてる中で、患者さんに刺さる気づきがあるんだと思いますね。

整体は体に対する提案、カウンセリングは心に対する提案じゃないですか。だけど頭の中ぐちゃぐちゃになっていて…先生は紐を解いてくれて、体を整えもして、「あなたはこうしたらいいんじゃないですか？」っていうのを提示してくれるじゃないですか！そこが全然、ほかとは違いますよね！

先生　出たね！ようやくわかりやすい説明が。（笑）

「絡み合ってるのを解いて提案！」いい言葉が聞けて、自分を客観視できました！人はそういうふうに捉えているんですね。

確かにぐちゃぐちゃになってますね！人間って感情がぐちゃぐちゃになってるし、体はボロボロですからね！

それぞれ部分部分を解く人はいても、総合的な絡みを解く人はなかなかいないってことですね。

山田さん　はい、でもここではそれをやってもらえます。そこは首藤先生の腕なんだなっていう感じがします。

先生　嬉しいですね！

最後の質問です！

そういった私と知り合ってない人たち、未来知り合うかもしれない人たちに、何かアドバイスはありますか？

山田さん　心の悩みで治療を受けていて、ちょっとでも治療に疑問があれば、ここへ来ることをおすすめします。その不調は心と体が絡み合って起きてるのかもしれないです。治療をしても優れないんだったら首藤先生に診てもらったらいい。そう思っています。

先生　上手です！（笑）

そうですね！　それすごいわかりやすいじゃない！

やっぱり同じ悩みをもつ相手の気持ちがわかるから、その表現が出るんですよ！悩んでいて自分ではどうしていいかわからなくなってる人たちへのアドバイスでしたよね。

メッセージとしてそれが必要ですよね！

「トータルケア」っていうと、何か抽象的な言葉だけど、「心と体のトータルケア」って、今の時代になくてはならないすごく大事なキーワードなんですよ。

山田さん　そうですね！大事ですね！

先生　今日は長い時間ありがとうございました。

④吉村さん40代女性　首痛、腰痛

「原因がはじめてわかった！」

吉村さん　先生、ほかのところだと話ってしなくないですか？「どこがこってるんですか？」「ここです」って言って、マッサージをして終わりました、みたいな。

先生　そうですね。私が最初にいろいろお話を聞くのも、心が問題なのか、体が問題なのかを見極めるためなんです。その人の生活習慣とか、考え方とか、お仕事でどうして疲れてしまうのかを聞いておくと、症状が治った後のケアもできるんです。そういう意味で、患者さんと話をするのは必要なことなんです。

吉村さん　吉村さんがはじめて当院に来られたとき、右足の膝の違和感と首の痛みを訴えていましたね。

痛くて上を向けなかったんでほかの整骨院に行ってました。でも転勤してそこへ行けなくなって。

こちらに来たときは下も向けなくなっていました。

先生　走ったら膝が痛いっていう違和感もあったんですよね。

吉村さん　走れませんでした。

先生　その前にまずは首を治したかったんですよね。

吉村さん　はい。先生は、私の痛みの原因をきちんと説明してくれました。

先生　今までそんな話聞いたことなかった。痛くなる原因がはじめてわかったんです。右の首が痛くて整骨院で電気マッサージしてもらうんだけど、少し良くなって、またダメになっての繰り返し。でも先生にやってもらったらマラソン大会も走れるようになった。

吉村さん　具合的な目標があって、そのタイムリミットの中で、どのくらい良くなるかは未知数でしたが、改善してよかったです。

先生　気持ちの面の変化はどうですか？　人間ってストレスとか焦りとか痛みとか悩みがあると、体に出てきちゃうので、最初の問診のときと比べて、体が実際に変わった、良くなったなど気持ちの変化は起きました？

吉村さん　ここに来る前は根本的にどこかがおかしかったんだけど、今は楽になった。腰も痛かったけど良くなったな。

先生　なるほど。実感はあるってことですね？

吉村さん　はい。

先生　まあ実感がすべてですからね。じゃないと患者さんもリピートしないので。

吉村さん　ほかの整骨院は、対処療法っていうその場しのぎな感じで…　不具合を治そうという雰囲気じゃなくって。先生のところだと、なんで、今こうなのかってという説明もしてくれるから、納得できる。

先生　納得できるんですね、いいですね。

吉村さん　マッサージや整骨院に行っても具合が悪くならないためにはどうしたらよいの

かとか、その原因は姿勢が悪いからなのか、体が曲がってるとか腰が曲がってるからなのかとか、そういう話はほかのところではなかった。「いつも骨盤が曲がってる」って治されはしたけど…

先生　それは本当に治っているかどうかはわからないです。それに骨盤矯正するなら、どうして骨盤矯正をやるのか？　何のためにやるのか？　という説明が常に必要です。

吉村さん　曲がってると言われて、治してはくれるんだけど、特に変わったかというとそんなに変わらなかった… 電気マッサージのあと5分くらい手で揉んでもらうと電気のおかげなのかいく分かは楽にはなるんだけど…

先生　その話は患者さんからよく聞いてます。お風呂入ったら、暖かくて気持ち良くて痛みが少し軽減するじゃないですか？　筋肉って熱や振動や圧迫などの刺激でゆるむものだから、普通に日常的に起きることですね。

吉村さん　でも、それ以上の期待は難しいかな…

私の右足ばっかり痛くなるのはどうしてかっていうのを説明してくれたのは先生がはじめてだった。何でここが痛くなるのか私にもわからなかった…

走ると、「腰の奥が痛くなるのは何でだろう？」っていつも思ってた。右膝も痛いし。

先生　基本は**負担**ですからね。その負担は走り方が悪くて起きているのか、体が悪くて起きているのかのどっちかですよね。

走り方に問題がある場合、その原因は体が捻じれてたりバランスが悪いからということなんです。だから、自分ひとりで治せるという問題じゃないんですよ。

でもそこがどういうふうにバランスが悪いのかを知れば、走り方も変えれるかも知れないじゃないですか。

そしたら、なんかちょっと光が見えませんか？

吉村さん　道筋が見えると気持ちが楽になって、練習に励めるでしょ？　また走り方を工夫することで、気持ちや熱意に変わっていくじゃないですか。

先生　それをアスリート含め、スポーツする人は求めていることなんですよ。

なんでそこばっかりおかしくなるかとか、わかると気が楽。

きっと治療しながら違う練習メニューつくろうとか、選択肢が生まれると思うので。

吉村さん　私は吉村さんにとってどんな存在ですか？

うわべだけで話を聞くんじゃなくて、ちゃんと話を聞いてくれて、解決につながるヒントをくれる存在。

先生　心にしろ体にしろ、悩みだったり体の不具合だったり、それってこうなんじゃないって、言ってくれたりとかしてくれるから。

患者さんのことを思えば当たり前です。あまりにも悩みが深い人は考え方が悪かったり偏っている場合が多く、そのために、自律神経が乱れてしまう人が多いんですよ。

自律神経が乱れると体のバランスが悪くなります。自分の不調がそれとは関係ないだろうって思いたい人も多いのですが実はとても密接な関係があることを理解してもらいたいんです。

思いあたるふしのある人は、一回相談しに来院されることをおすすめします。心と体が一体になっていることがわかるから悩んでる人は首藤先生に早く診てもらえるといい。

吉村さん　そもそもその疑問が浮かばないから行こうって気にならないよね。看板に心整体院って書いてあるでしょう。心と体を治すところなんだけど、それがぴんとこない人は多いです。

先生　心は心療内科、体は整形外科みたいに思いがちですが、本来は一緒に治療した方が効果的なんです。

吉村さん　私は少しクヨクヨすると、焦ってしまうクセがあります。

先生　先々にね、苦手なものがあると人間って思考がまず普通の思考じゃなくなる。ネガティブ思考になり後ろ向きになった瞬間に、自律神経の高ぶりが起きて、焦りとか緊張とかが発生します。

通常は副交感神経が少し優位くらいの状態だけど、心配ごととか嫌なことがあると、一気に交感神経が優位になって、体が筋肉が固くなり血行も悪くなって、持病が再発し、普段から傾いている体にさらに負担がかかります。血行が良ければある程度は自然に戻るけど、血流が悪いとどんどん悪循環にはまっていく。

病院に行って注射や薬を出してもらっても、実際は思考がいつもよりおかしくなっていて、感情面も強くなってしまっている。

吉村さん　先生のところは整骨院とかのジャンルで行くと分類しにくいから偶然じゃないとたどり着けないいんだけど。

先生　強いて言うと「トータルケア」なんですが、わかりにくいですね。

吉村さん　どこへ行っても治してもらえず、さまよって。でも先生のところにたどり着けない人が多い。

先生　それを私は**自律神経難民**って呼んでいるんですよ。

要は皆さん、自律神経自体がわからない、病院とか心療内科は、結局は薬で処置するので、そこで難民化するんですよ。

そういう人たちはネットでいろいろな情報を拾いすぎて、ダメな情報も拾って焦って焦って。

そんな焦り続けている人たちが世の中にたくさんいるわけです。

近所に住んでいる人はいいんですけど、あとは、口コミとか紹介ですが、遠方の人と知り合わずに終わっちゃうのが、残念で仕方ないです…

吉村さん　悩みを誰かに聞いてほしいんだけど…

先生　家族にもうちあけないケースが多い。特に年配の人はその傾向が強いですね。

大体、子供が優先で自分は後回しな感じです。そういう人が症状を悪化させているケースが多い…

実際に施術を受けた人として、経験者として、まだ出会っていない人に、どんなメッセージを伝えますかね？

吉村さん　整骨院に行き続けている人。今の「原因のヒント」を心整体院でもらってほしい！　私もそうだったので。

先生　私の場合は、どこの整骨院へ行ってもそのときだけ軽減されるだけで治らなくて。

吉村さん　もう治らないんだってあきらめていて、でも少しでも良くなりたいから仕方なく来てるみたいな人はここは合っていると思う。

先生　接骨院に通っているけど治らなくて、でも少しでもどうにかしてほしい人たちなんですね…

吉村さん　だって、治ると思っていないもん。「どうせまた、しばらくすると痛くなっちゃうしな」後ろ向きなイメージだから。

先生　残念ですね、あきらめてるんですね…

吉村さん　まだ完治したってわけではないけれど、原因がわかったら、気持ちがぜんぜん違うから！

先生　予防とか、自分の体に対する捉え方とか、治療に専念する気構えとかは変わりますね。ある程度良くなっている人はさらに良くなる可能性が高まる。そんなところがいいと思うんですよ。

吉村さん　自分の体だけど、自分ではどうしていいかわからないから、それを教えてもらってる感じで、それでいいんじゃないかな。

先生　結構、素直な意見でよかったです。ありがとうございました。

⑤田中さん50代女性　不定愁訴

「家族にもわかってもらえない…」

先生　田中さんは不定愁訴を患われていましたね。これは一見異常がなさそうに見える厄介な症状ですね。

田中さん　はい。最初にお会いしたときは、これまで自力でやってきてたので、本当に治療をやってくれるのかなと思っていました。
「違うところに行って」って言われちゃうかなと恐る恐る来た感じです。もっとうんと悪い人が来るところ？　みたいな。

先生　よかったですね！　その心配がなくなって。

田中さん　でも、「やりましょう！」って言われたときは治す自信があるのかなと思いました。（笑）

先生　そうですね、私はどんな人も治さなきゃいけない、最後の砦になろうと思っています。全力で行くっていうオーラが出ていたかもしれませんね。（笑）

田中さん　そう思います！　それで、すぐに10回券のチケットを買って、「やってみよう！」って即決だったんです。

先生　そのときの私への印象はいかがでしたか？

田中さん　そうですね。ちょっとね、気難しい方なのかなと思ってたんですよ。

先生　よくいわれます！（笑）

田中さん　だけど、それはすぐに勘違いだと気づきました。

先生　ははは。さて、どのような症状でしたか？

田中さん　本当に体調が悪いのに他人にはわかってもらえないのが辛かったです。

先生　そうなんですよね！　それはしんどいですよね。

田中さん　ええ。

先生　心療内科とかに行っても、「どこが悪いの？」みたいな扱いを受けることが多いようです。

田中さん　そういう人が意外と多いんでね！

先生　そうなんですか？

田中さん　見た目にはわからないんでね。だから、私も、一瞬そんな感じはしたんですよね。さらにお話を聞くと、次第に症状が見えてきました。

先生　何か、今まではできてたのに、それができなくなったとか、違和感があったとか感じたことを教えてください。

田中さん　できないことが多分あったと思うんですけど？それはどんな感じですかね？「出かけるのがおっくう！」それを克服したかった！

田中さん　約束とかそういうのが近づいてくると思うとプレッシャーで、断りたくなっちゃうんです。

先生　なるほど、いよいよ当日になると。

田中さん　そうです、もう重くなって…

先生　焦りだしますか？

田中さん　そうですね。行きたくなかったりとか、断ろうとか。でもなんとかして約束したことは必ずこなしてたんですけど…

先生　その完璧主義とかね、こだわりがある分、辛いですよね。もういいやどうだってって思えると気持ちが軽くなるんですけどね。

田中さん　そうなんですよ！　思いたったらパッと出かけられる人になりたかったんですけど…

前もって準備して、明日忘れちゃいけないからってあれこれ考えてイヤイヤ準備している自分が嫌なんです。

先生　完璧に準備して当日を迎える派ですかね？

田中さん　いや、昔はそうでもなかったと思うんですよ、わりと。

今からプールに行くよ！って言われたら、パッと支度してパッと行けちゃう！

今遊んでるんだけど、来ない？って言われたら、すぐに動ける人だったんですよ！

先生　そこに戻りたい？

田中さん　戻りたいですね！

先生　そのギャップで田中さんは苦しいのですね。

田中さん　私はここ数年で、前もってきっちり支度ができてちゃんとできるようになりました。

もうちょっと適当な、もっと気楽になったらいいなと思います。

なんか、荷物が多い女の人を見ると、あの頃の私と一緒だって思ってしまって。（笑）

先生　前の自分に戻りたくても戻れない体の不調や、焦りがあったと思うんすけど、それは、治療を受けて心と体にはどんな変化があったでしょうかね？

田中さん　ここに来るまえは、「自分の症状をどう伝えようかな？」とか、「うまく言えるかな？」とか、そういうのを心配してたんですけど。

先生　打ち解けて話すうちに、理解もしてもらえてそれがすごく嬉しかったです！

田中さん　まずは知ってもらわないとね、自分のことを理解してもらえないとね、話が進まないですからね。

先生　先生、気難しそうな人だけど、意外とそこは理解してくれたんで、楽になりました！「心が通じるな！」っていう感じですね。

田中さん　話を聞いてくれる人はほかでもいそうなもんですけどね？

先生　ここでは全部話せるんで！家族にも悩みをうちあけるんですけど、理解してもらえないんですね…

田中さん　そうですよね、確かに。

先生　家族って近い存在のはずなんですが、近すぎるあまりに理解されないことがよくありますね。何言っても理解されないともうそれ以上話したくなくなってきますよね。

田中さん　そうですね。

こちらに治療に来て、本当は毎日具合悪いんだよとか、そういうのがうちあけられるってすごく助かる！

先生　それが1週間に1回でもね、その間にあったこととかあわせて話しすると、何か気持ちがつながっている感じはしますよね！

田中さん　家族に具合悪いって言っちゃうと、きっと病気扱いされちゃう人もいるし、受け入れてもらえない人もいるし、私なんか「どこが？　そんなことないでしょ」って言われちゃうんですね…でもここでは安心してすべてを話すことができました。それも一方通行じゃなくて、先生の話も聞けたり、同じ経験をもった方の話とかも聞けるんで！

先生　私はちょっとお喋りなんでね！（笑）黙ってられないということはありますけど、患者さんにとってはいいのかなと！　相づちだけ打ってるだけの先生とは違います。（笑）ある程度は自分ごととして捉えていかないと、患者さんの症状も心の動きも見えて来ないと思いますけどね。だから、相づちだけじゃなくて、自分の話とかほかの患者さんの症例も自然と出てきます。

田中さん　だから、すごく参考になります！

先生　そう言ってもらえるとありがたいですね。今回、ご縁があってね、こうやって巡りあっているんですけど、自律神経失調症ってなんかつかみどころのない症状なんでね。心療内科とか接骨院とかへ行く人もいると思うんですけど…

田中さん　そうですね！　心療内科への通院をやめてから食事とか睡眠とか運動とかに注目し、お布団を買い替えたり、枕を買い替えたりとかそんなことをやっていました。

体を温めた方がいいのかしら？ サプリメント飲んだ方がいいのかしら？ここの整体に行ってみようかしら？ とか、鍼を打ってみようかしらとか、いろいろやってみました。結果としては鍼はすごく良かったんですよ！ だから、もうずっとそこに通おうと思って決めてたんですけど、その先生が「もういいでしょう」って治療の終了を告げられました。

先生　なるほどね、そのズレが生じてたわけですね？

田中さん　そうなんです！ だから、こちらで首藤先生に断られなかったのは、私はすごく嬉しかったんです!!

本当にここに通ってみようと思って！ 先生とのご縁を感じました。

先生　施術者側が見切っちゃいけないよね。本人が感じている症状ですからね。あくまでも患者さんがどう感じているのかが重要なことですから。

だから、その見切るってのは、ちょっと残酷というか、残念な感じが私はしますけどね。

患者さんの納得がいくまで通わせてあげたらいいじゃないですかね。

田中さん　そうですよね。

先生　患者さんの方から去るっていうのが自然体だと思いますけどね。その先生の考え方があるんだと思うんですけどね。

それにしてもやっぱり患者さんの気持ちを考えると「もういいのではないか？」って、いう診断はちょっとね、もう少し先生も心遣いがあっていいような気がしますね。
田中さん　最後にね、今、不調とか悩みを抱えてる人へ、何かアドバイスがありましたらお願いします。
先生　「病気は自分で治す気にならないと絶対治らない」と思うんですよ。治るためのアクションは自分で起こさないと始まらない。具合が悪いっていうのも誰かに訴えていかないと、誰もそんな具合悪いのなんて気づいてくれないなって私は思う。
田中さん　私がいつも強く言っていることとまったく同じですね！
先生　他人は見つけてくれないんで！
私がいつも言っているのは、「治療は患者さんが5割、私が5割」っていうフェアの関係なんですよね！
どっちかにウエイトがあるってのはおかしいんでね。
半分は自分の責任で、体を悪くした人は本人なわけだから、本人が治る努力をしないと改善しないんでね。
私はあくまでもお手伝いっていうスタンスなんですよ。
田中さん　そうですね、きっかけですね！
先生　きっかけづくりですね、確かに！
ネットとかで調べてね、どうしようか?って、躊躇してるんじゃなくって今、おっしゃったように、やっぱり、動く！　行動！　って大事ですよね。
田中さん　話を聞きに来るだけでもいいと思うんですよね。治ったって言う人がいるな

先生　　ら、その人がどうやって治ったのかが聞きたいです。

そんな話は私はたくさん持ってるんでね、それを聞くだけでも価値あると思いますね。

田中さん　自律神経の本もいっぱい読みましたけど、この症状に躊躇してしまう人って多いと思うんですけど、私も含めて。少し調子のいいときに一歩踏み出したらいいんじゃないかなと。

先生　　あと、家族にも理解されなくても、専門の先生に、今の、この自分だけが感じている不調の状態をうまく伝えられるか？　それをわかってもらえるか？って、重要な問題だからね。

田中さん　だから、どうやってまとめて話せばいいか？　迷いますよね。

先生　　うん、迷いますよね。

田中さん　私は、ちょっとは聞いている方ですか？

先生　　はい、辛抱して聞いてくれてる！（笑）

田中さん　聞くのは好きなんでね。（笑）

先生　　聞いてもらえただけでもスッキリしますから。

田中さん　そうですね、それだけで治る人も実際にいますからね！　びっくりしちゃうけどね。

先生　　わかりました。貴重なお話をありがとうございました。

田中さん　こちらこそありがとうございました。

おわりに

本書をお読みいただき、ありがとうございました。

私が何を考え、何を思いながら施術をしているのか、この本を読んで少しでも知ってもらえたらうれしく思います。

私は２０１２年に埼玉県でカイロプラクティックの整体院を開業して11年になります。

これまで延べ２万以上の患者さんの心や体の悩みを聞き、日々、さまざまな問題を解決してきました。

整体師になるきっかけ

実は、私は30年程前までは官庁街の大手企業に勤めるサラリーマンでした。

当時は、地位やお金を欲しがる嫌な人間でした。人より上に行くことばかり考えて、頑張りすぎて、挙げ句の果てには体を壊して会社をやめました。

その時、はじめて〝健康の大切さ〟を痛感しました。

しかし、時すでに遅しで、体も精神もボロボロの状態で心療内科での診断は「適応障害」でした。この病名を聞いたとき、「もう社会には適応できない人間になってしまったんだ」と、愕然としたのを今でも鮮明に覚えています。

それから3年ほどは、胃腸や食道の病気やパニック症や顔面麻痺、耳鳴りやめまい、動悸など、いろいろな不調に悩まされました。

いくつかの専門の病院や心療内科などにも通い薬も飲み続けましたが、なかなか良くならず、一時的に薬をやめると、離脱症状が現れ、自分が自分でなくなる怖さや強い不安に悩まされる日々が続きました。

そのときの私は、「私の人生はここで、このまま終わってしまうのではないか」という恐怖と不安と焦りで頭がいっぱいで、精神的に限界を感じていたため、もうこれ以上は医者に頼っていてもダメだと治療してもらうことをあきらめました。

そして、自分で治すしかないと必死で本やネットで治療法を調べて、とにかく行動するしか治る道はないと確信し、鉛のような体を引きずり、気持ちを前へ前へと進めました。

まず始めたことは、体をつくっている食べ物を変えることと、脳を正常にするために睡眠の質を良くするために寝起きの時間を規則正しくすることに取り組みました。

具体的にしたことは、食事は体のことを考えて、白米から玄米に変え、小麦を使ったパンや麺類などはすべてやめ、飲み物は白湯だけにしました。

運動はやれる状態ではありませんでしたが、下半身の筋肉をつけるために、何とか気力で低い山に定期的に登り、自転車で坂道を登り、足腰を鍛えました。

また、少しでも体を楽に動かせるようにヨガ教室にも3年ほど通い、呼吸法や瞑想も習いました。さらに、考え方を前向きにするために、健康や心理学や自己啓発の本などを読みました。

このような私なりの前向きになる取り組みと、規則正しい生活をしているうちに、だんだんと体が楽になってきて、〝自分で自分を整えること〟ができるまでに心も体も回復しました。

この〝自分で心と体を整えられた実体験〟から**「心と体を整える専門家」**になろうと、整体師になることを決意しました。

辛かった思い出

それから整体師を目指し、2年間スクールに通い、整体師の資格をとりました。

しかし、開業1年目は経営は厳しく食費を切り詰めた生活でした。

治療について、はじめのうちは思うように治すことができず、どうすれば治せるのか、とても悩みました。技術セミナーに参加するお金もなく、来る日も来る日もネットで手技の動画などを見ては、家内や娘を練習台に練習していたのが思い出されます。

メンターとの出会い

そんな中、画期的な手技の動画をアップされている治療家の先生を見つけました。それは、これまで見てきた手技とはまったく別物でとても衝撃的でした！瞬間的に、「この手技がほしい！これしかない！」と心の底から強く思いました。

そして、すぐに関西で治療院をされているその先生に嘆願のメールを送りました。「やっと宝の地図を見つけた感覚です！ぜひ！あなたにお会いしたいです！」と、興奮を抑えながらメールを打ったのを覚えています。

その先生からはすぐに返事があり、「私でお役に立てるのであれば、どうぞいらしてください」と、優しい言葉をいただきました。そのときの感動は今でも忘れられません。

それから1年ほど、関西まで夜行バスで通い、〝理想とする手技〟を学びました。

これを機に、〝治せる施術〟ができるようになりました。その先生には感謝しかありません。あのときは本当にありがとうございました。

乗り越えて気づいたこと

これまで、私が「治せなかった原因」がやっとわかりました。それは「学ぶ姿勢」でした。

自分では、真剣にやっているつもりでも、無意識にどこか他人ごとのように、漫然とやっていたのです。

たとえば、整体にはいろいろな手技がありますが、手技の基本はほぼ同じです。

ですから、正しい知識と正しいやり方を学び、繰り返し練習すれば、ある程度の結果は出せます。しかし、自分にしっかり落とし込んで練習しないと、思う結果は出ません。

大事なことは、「**今の課題が何なのかをしっかり考えて、学びを自分ごとに置きかえて、自分がやるイメージを持って実践として学ぶこと**」です。

何にでもいえることですが、うわべだけの知識や情報では、全体像がイメージできないため考え方が広がらないのです。

つまり、求める結果にはたどり着けないのです。

では、そうならないためにどうしたらよいかというと、

・いろいろな人の情報のつまみ食いをしないこと
・自分に合っていると思える人や、尊敬できる人に会って直に教わること
・自分を信じて、愚直にそれをやり続けること

そうすれば、コツがだんだんとわかってきて結果が出るようになります。

このことがわかるまでは苦労しました。

実は、健康もまったく同じなんです。自分に合った治療、あなたに合った先生を見つけて、その先生のことを信じて、治療を自分ごととして愚直にやり続けることです。

そうすれば、必ず症状は軽減し、心も体も改善へと向かいます。

心整体院を開業して

11年前に整体院を開業し、心や体の悩みを抱えたたくさんの患者さんと、直に向き合うことで、「患者さんの悩みを解決するスキル」を身につけることができました。

これは私の財産であり、幸せなことだと深く感じています。これまでのたくさんの人たちに出会い、助けてもらったおかげだと感謝しています。

だから今は、以前、サラリーマン時代には感じ得なかった「真に人に役立つこと」を胸に、**"give and give"（与える続けること）**を大切に生きています。

だから本書をお読みのあなたにも健康になってもらい、「あなたが思い描く理想の人生」を手に入れてもらいたいと、切に願うのです。

健康になるためには、あなたと私とのお互いの努力が必要なのです。

私が伝えたいことや、何を考えて治療をしているか、ぼんやりと感じることができたでしょうか？

自律神経失調症に悩んでいる方々へ

自律神経失調症になる最も大きな要因は『ストレス』です。

ストレスは心も体も弱くします。結果として、自律神経失調症やうつ病やその他の病気へとつながります。

そうならないためには、早期発見、早期治療が基本です。

安易に、医者や薬に頼るのではなく、まず自分の体に起きていることを知って、そして自分にあった治療法を自己判断に偏らず、探し出すことです。

それが改善への近道です。

そして、世のなかにはスーパードクターやゴッドハンドといわれる人や、素晴らしい治療法はたくさんあります。

しかし、その治療の機会を得ても、残念ながら治る人と治らない人がいます。

この違いは、「自分ごと」として治療やセルフケアに取り組むかどうかです。

実は、「依存性の考え方をあらためること」が、いちばんの治療法なのです。

具体的には次のようなことです。

・薬に頼らない（薬は治してくれない）
・治療（先生）が50％＋セルフケア（自分）50％と考える
・健康には〝早く簡単によくなる〟という都合のよいことは起こらない

ここを勘違いしていると、どこに行っても、どんな治療をしても思うほどよくはなりません。

ここをしっかり気づかせてくれる先生に出会えるかで、治るか治らないかが決まります。
まさに、「治療院選び」が大事なのです。

我々は、しっかり患者さんに寄り添い、治療で伴走し、患者さんがセルフコントロールできるまでをサポートする責任があります。
あなたが「自分ごと」として、通院やセルフケアを行えば、必ず自律神経失調症は改善します！

これはビジネスについても、人生についても同じことがいえます。
私がいつも患者さんに伝えている言葉です。

「心に相談し、体に感謝しながら、
あせらずに治していきましょう！」

あなたが、「この人なら大丈夫！」と思える医者や先生に出会えることを切に願っています。

本書が自律神経失調症で悩んでいる人の治るきっかけ、希望になれば幸いです。

今日も、1人でも多くの自律神経の患者さんを助けたいと日々努めています。

しかし、私ひとりでは、患者さんとお会いできる機会、時間に限りがあります。

もし、私と一緒に仲間として、「自律神経難民を助けたい！」という先生がいましたら、こちらにご連絡いただけると有り難いです。

当院（狭山市心整体院）
のホームページ

LINE 公式アカウント

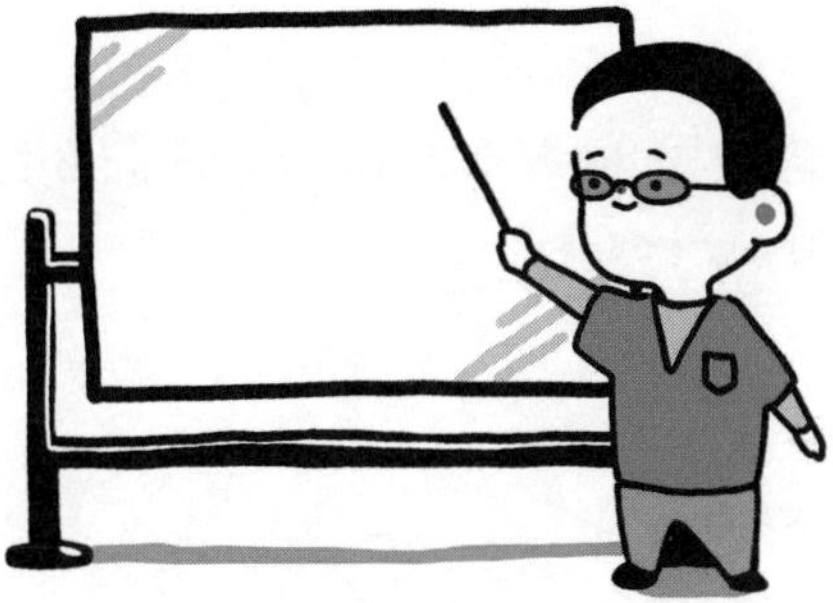

著者

首藤 隆（しゅどう・たかし）

埼玉県狭山市にて心整体院を営む自律神経専門の整体師。

サラリーマン時代に、パニック症、うつ病、自律神経失調症を発症する。病院に通うも改善せず、試行錯誤の末、自力で立ち直る。この経験をもとに整体師となり、患者に真正面から向き合うカウンセリングと整体を行う。

明るく話しやすいうえに、症状の原因や治療方針の説明も理論的でわかりやすい。

人気は口コミで広がり、この10年で診断した患者は2万人を超える。

「脳への過度のストレスは、自律神経の乱れを引き起こし、さまざまな症状を生みます。患者さんにしっかり寄り添うカウンセリングと、悪い姿勢などによる体の構造上のエラーを取る治療を同時に行うハイブリッド整体で、自律神経失調症のつらい症状を飛躍的に緩和します。」


脱・自律神経難民!! あなたに100%向き合ってくれる本

2023年10月29日 初版発行

著者　首藤 隆
発行者　奥本達哉
発行　アスカ・エフ・プロダクツ
発売　明日香出版社
〒112-0005 東京都文京区水道 2-11-5
電話 03-5395-7650
https://www.asuka-g.co.jp
印刷・製本　シナノ印刷株式会社

装丁　末吉喜美
本文デザイン　末吉喜美
本文・カバーイラスト　なこ
組版・図版　末吉喜美
校正　共同制作社

ISBN 978-4-7569-2299-1